看護師長のリーダーシップ

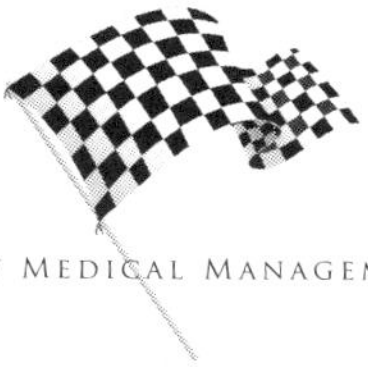

NEW MEDICAL MANAGEMENT

看護マネジメントの
キーマンの仕事とは何か

Leadership

株式会社ウィ・キャン
濱川博招／島川久美子
Hiroaki Hamakawa / Kumiko Shimakawa

ぱる出版

まえがき

看護師長は一般の企業であれば「課長職」にあたります。「課長」は現場と経営者層を結ぶ架け橋です。

毎日毎日現場で発生したことを、スタッフと考えながら解決しながら仕事を進めていくのが重要な仕事のひとつです。そしてその仕事を進めていく中で新人看護師を育成しなければならず、そのフォローもまた看護師長の重要な役目です。

私たちが医療機関の研修を始めて10年以上が経過しました。最初のころは、看護師の間にも〝徒弟制度〟のような関係もあり、そこでは先輩看護師が患者に対応するのを、新人はそばにいて「見て覚える」という意識があったようです。

しかし、その結果、新人看護師の中には先輩に直接教えてもらえないために孤独感を感じたり、また、なかなか仕事が覚えられないことに対する焦燥感を感じ、最悪の場合は看護師という職業をあきらめてしまう人も多かったのではないかと思います。

それは、昨今の看護師不足の原因になり、その結果、忙しすぎるという看護現場への状況を生み出し、満足な看護業務が患者に提供できないという悪循環に陥っている病院があります。

一方、患者に提供する医療、看護の方法も変化してきました。

従来は患者対医療、看護従事者と1対1の関係だったのが、チームとして患者と接し、最近では患者もチームの一員であるという考え方も出てきました。

看護師は医師の指示に従って看護技術を提供することだけでなく、患者を管理する看護から、チームの一員として患者を捉え、医師や他の医療従事者とつなぐ役目もまた重要な仕事になってきました。

もうひとつ重要な看護師長の役割は、看護部長からの指示や方針をスタッフに伝えることがあります。

スタッフはどうしても目の前の業務に精一杯であるために、病院の方針や部の方針を理解できず違う方向を向いて動くこともあります。そのようなことが起こらないように、上位の方針を伝達することもまた重要な仕事の一つになります。

つまり、看護師長にこれから求められる仕事は、看護という専門スキルだけでなく、コミュニケーション力や人材育成力というスキルなのです。そんな仕事の〝転換点〟にいる看護師の方の意識の変化のきっかけに本書がお役に立てば幸いです。

株式会社ウィ・キャン　濱川博招、島川久美子

看護師長のリーダーシップ●もくじ

第3章 リーダーのコミュニケーションスタイルを確立しよう

第4章 看護師長に必要なコミュニケーションスキルとは何か

第7章 リーダーに必要な判断力の磨き方【ケーススタディ】

第8章 リーダーに必要な力の磨き方【ケーススタディ】

第1章

これからの看護師長は何を求められているのか

1 良いリーダーとは何か、いまリーダーに求められる役割とはなんなのか

◎強いリーダーも必要だけれど、"部下を育てるリーダー"の重要性が高まっている

この本は看護師長向けのリーダーシップの本です。
本題に入る前にリーダーシップについて端的に表現した言葉をご紹介します。
次の言葉はナポレオンが言った言葉だと言われています。

「私は一頭の羊に率いられたライオンの群れを恐れない。しかし一頭のライオンに率いられた羊の群れを恐れる」

この言葉を言い換えれば、「一頭の獅子に率いられた羊の群れは、一頭の羊に率いられた獅子の群れを駆逐する」ということになります。
この言葉は、強いリーダーシップの必要性を端的に表しています。

「統率力のないリーダーの下では、どんなに素晴らしい人材が多数いても、目的達成のための集団として十分に力を発揮できず、逆に、しっかりしたリーダーの下では、一人ひとりの力が

それほどなくても目的達成に向けて、集団としての力を十分に発揮することができる」ということです。

羊には悪いのですが、羊はおとなしく弱いというイメージがあります。逆に、ライオンは強くて統率力があるイメージがあります。だからナポレオンはそのように表現したのでしょう。

◉強いナポレオン軍が負けた理由

リーダーの役目は、目標を明確にして、その目標に向かって自分のスタッフを統率し導くことです。

その意味でこのナポレオンの言葉は正しいです。

目標をはっきり決めることができず、スタッフもばらばらで失敗した例は多くの組織の失敗事例を見ても明らかです。

ただし、ナポレオン軍はナポレオンがいなくなったとたんに負け始めます。なぜならば、部下の育成をしなかったからです。この例もまたたくさんあります（たとえば、創業者の中内さんがいなくなったダイエー）。

つまり、リーダーの役割には部下の育成も大きな要素です。

こんなことを書くと「たいへんだ。リーダーになんかなりたくない」と思われるかもしれません。確かにリーダーはたいへんな仕事です。

しかし、ライオンやナポレオンのように強くなくても十分にできる「役割」です。つまり、リーダーは目的を達成する「役割」のひとつに過ぎないのです。

「役割」ですからやり方があります。本書では、そのやり方を紹介しています。実際に現場の看護師長さんと一緒になって考えたという点に、本書の特徴があります。理論よりも実際の例を示すようにしました。その結果、得られた看護師長の役割は、次のようなものです。

①目標を設定する
②目標をスタッフに伝える
③スタッフの協力を得ながら、目標達成のための具体的な施策をスタッフと共に実行する
④進捗状況をみながら、遅れないように話し合いながら、タイムスケジュール通り進捗させる
⑤目標を達成するという情熱を持つ

焦らず、恐れず、肩の力を抜いて看護師長という役割を楽しみましょう。

2 専門スキルの向上だけでは、看護現場はうまく回らなくなってきた

◎病院の職員と一般の会社員との間の働くモチベーションの違い

この本は、看護師長はもちろん看護主任をはじめとする部下を持つ人に読んでいただきたいと考えております。

実際、看護師という仕事を選んだ人は、その瞬間から看護師としての専門スキルを習得し、そのスキルを向上させることにより、多くの病気や怪我をした人たちの役に立とうと考えています。

そして、決して病院で管理職として出世しようとは考えていないと思います。そのことは医師もまた同じだと思います。

医師で、自分の勤務先の院長になろうと考えている人はほとんどおらず、自分の診療技術や知識を増やすことが自分のモチベーションアップにつながると考えています。

では、一般の会社員はどうでしょうか？　おそらく彼らは「課長になろう」、「部長になろう」「社長になろう」と考えている人が多いです。

つまり自分の所属している組織の管理職になることが自分たちの高いモチベーションを維持

する原動力になっているのです。いわゆる出世欲です。

ところが医療・看護職として仕事をしている人は全くと言っていいほど出世したいという気持ちはありません。

組織人として認められるよりも、専門分野で認められることを望んでいます。そのせいかどうかはわかりませんが、一般の会社員は「入社」と呼び、医療職は「入職」と呼んでいます。前者は会社という組織に入ること、後者は医療職という職に携わることなのです。

一般企業は自分の従業員を組織人として育成するために、各企業の専門知識はもちろんのこと組織人としての研修も実施します。

これは所属している企業に対してロイヤリティ（忠誠心）を持たせ、企業人としてまた会社組織も将来の幹部候補生を育成するという目的で研修を実施しています。

一方、医療職の人は、組織人としてではなく、〝医療職のスペシャリスト〟として徹底的に専門技術の向上と専門知識の習得にそのエネルギーの大半をかけることになります。

当然のように、医療看護従事者は個人として自分の仕事を完結するようになり、チームを組んで仕事をすることが苦手な人が多くなったのではないかと考えています。

その結果、医療従事者の多くが、自分の専門技術の向上こそが目的であり、同時に医療機関での人材育成は専門技術の向上と新しい技術や知識の習得がほとんどであり、将来の病院の幹部候補生＝専門スキルの優れた人というのが現実であったのではないでしょうか？

これからの看護管理者に求められるもの

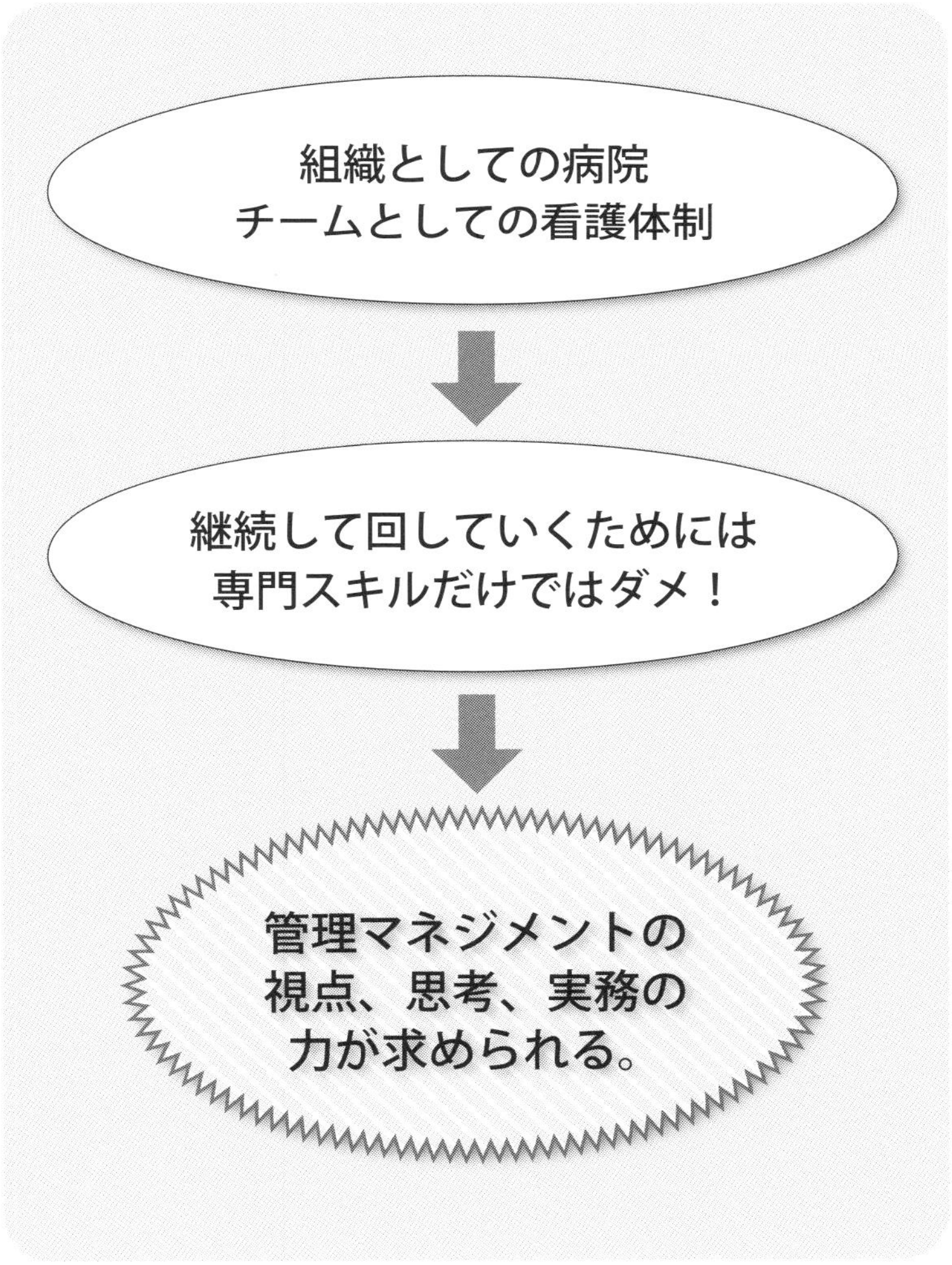
組織としての病院
チームとしての看護体制
継続して回していくためには
専門スキルだけではダメ！
管理マネジメントの
視点、思考、実務の
力が求められる。

3 看護管理者の仕事がますます重要になってきた理由

◎専門技術を持つ看護師を適材適所に配置するスキル・能力が求められている

本書は、看護師の管理者の方に向けたメッセージです。

医療技術の発展は、専門スキルを細分化し、ますますその専門性は高められています。医療を支える看護師の仕事も同時に細分化され、高度化されて、新しく習得しなければならない知識や技術も増えています。

その結果、各々の人がおこなっている看護業務の整合性が取れていなければならず、その整合性を取る立場の人が非常に重要になります。客観的にスタッフの技量を判断し、適材適所にスタッフを配属する人が必要になってきます。それが管理者であり、まさにその仕事こそが、看護師長に与えられたミッション（使命）なのです。

本書では、看護師長の仕事はなぜ重要になってきたのかを一緒に考えながら、病院の管理者としての役割について明らかにしていきます。

看護師長の役割が重要になった理由

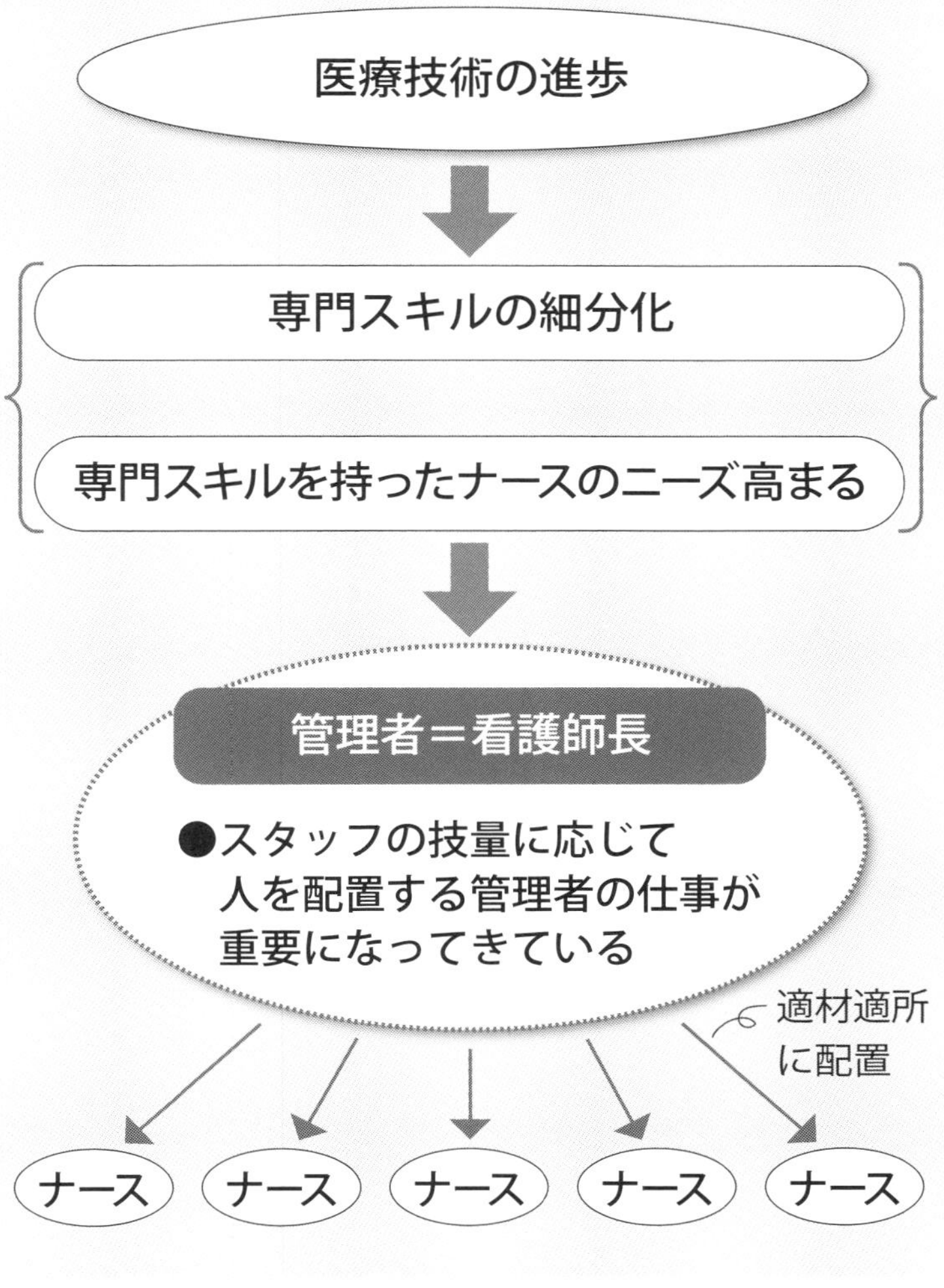
医療技術の進歩
専門スキルの細分化
専門スキルを持ったナースのニーズ高まる
管理者＝看護師長
●スタッフの技量に応じて
人を配置する管理者の仕事が
重要になってきている
適材適所
に配置
ナース
ナース
ナース
ナース
ナース

4

病院組織の複雑性

◎看護師は医師の指示に従って動いている——これが組織を複雑にしている

病院の組織は、理事長、院長がトップにいてその下に診療部、看護部、事務部、診療技術部、薬剤部とそれぞれ各職種によって分けられています。それぞれの部に部長がいます。その下に、診療部ならば各科の責任者、看護部ならば看護師長がいます。

一般的な会社組織で言うと、看護師長のポジションは課長と考えて良いと思います。その下に係長、主任がいます。そしてその下がスタッフです。

まさに看護師長の仕事は中間管理職なのです。看護部長の指示を現場の状況に合わせながら具体的にスタッフに指示していきます。

さて、実際の看護師の仕事は、誰の指示でどのように動いているかと言うと、医師を中心としたプロジェクトによって動いています。

つまり、医師から指示を受けそれに従って仕事をしています。その医師がたとえスタッフで、看護師が主任であっても医師の指示に従わなければなりません。

病院の組織図（略図）

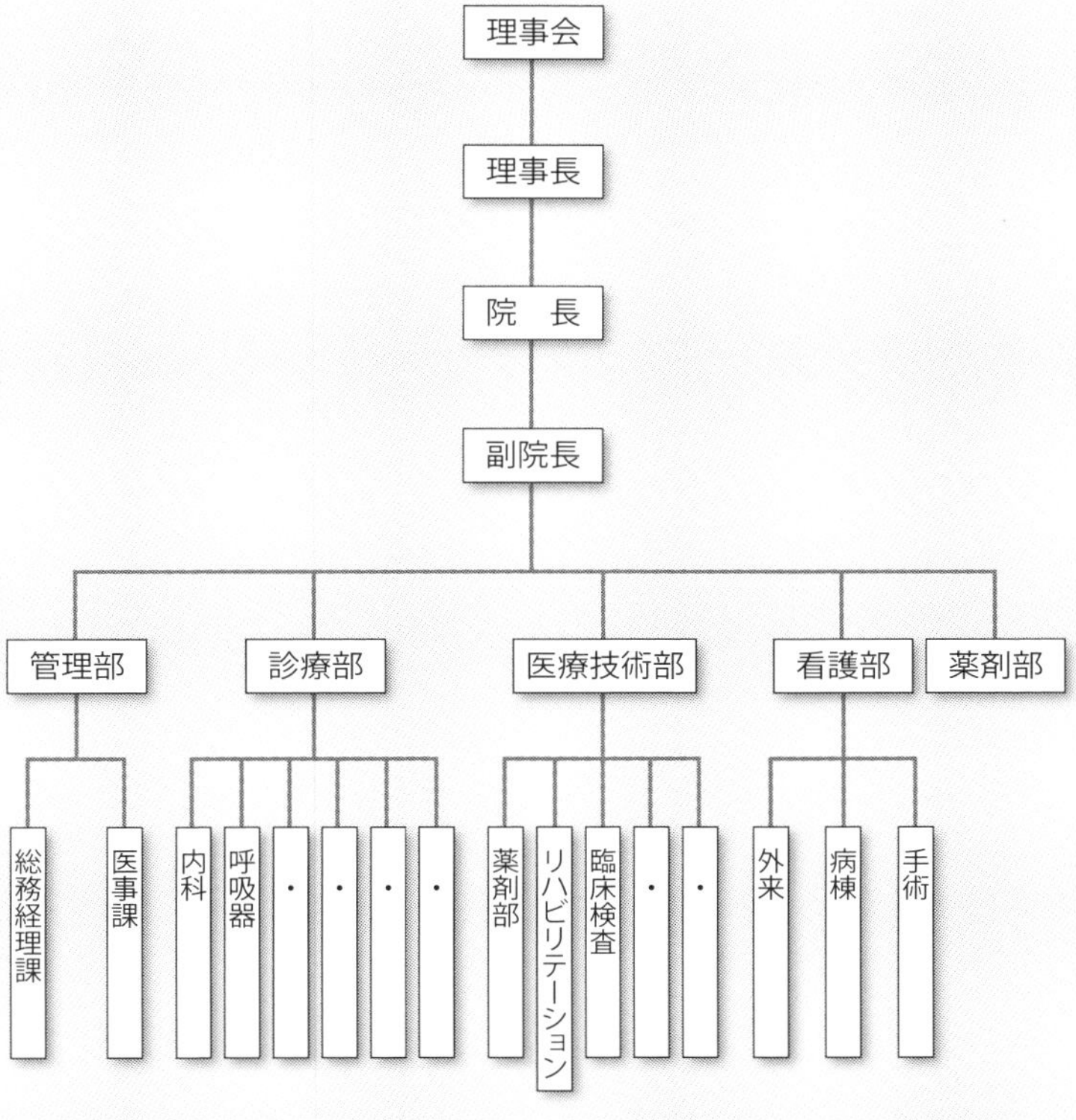
理事会
理事長
院　長
副院長
管理部
診療部
医療技術部
看護部
薬剤部
総務経理課
医事課
内科
呼吸器
・
・
・
・
薬剤部
リハビリテーション
臨床検査
・
・
外来
病棟
手術

そのことが病院の組織を複雑にしています。

医療機関の規模が小さいうちは管理者も目が届くので、組織としての整合性は調整することが可能ですが、組織が大きくなり、複雑化されればされるほど、管理者である看護師長よりも、実際に働く医師を上司と考え医師の指示に従うようになり、看護部の一員としての自覚が希薄になる可能性があります。

医師が病院全体のことを考えていればまだいいのですが、あくまで患者を対象にしたプロジェクトであり、そのプロジェクトを完成させるための指示であり、組織としての指示でないことをスタッフに自覚させなければなりません。

一般企業では、仕事の指示を出す人と、組織の上司は一致しています。しかし、医療機関では病院運営としての組織と、プロジェクトとしての診療チームがあり、実際の業務の多くの時間はプロジェクトとして動いていることが、病院組織を複雑なものにしていると考えます。

5 組織とは何か？ なぜリーダーが必要なのか？

◎組織に必要な3つの能力とは？

次に組織とは何かを考えてみます。

組織とは3人以上の人が集まり、その人たちがひとつの目的を達成するために活動するものです。

2人以上の集まりという考えもありますが、組織には目的に向かうためにリーダーが必要だと思います。2人だと上下の関係はあったとしても議論し検討し、役割の分担を決めて目的を達成するという感覚は非常に希薄になると考えているからです。

さて、多くの組織は、階層別に分かれておりそれぞれの役目があります。

大雑把に分類すれば、経営者層、上級管理職（課長、師長以上）、初級管理者（係長、主任）、スタッフの4階層に分類されます。それぞれの役目は階層によって変わります。25ページの図を見てください。この図は、ハーバード大学のロバート・カッツ博士が発表した「カッツの理論」と言われているものです。

これらに必要な3つの能力、

①コンセプチュアルスキル
②テクニカルスキル
③ヒューマンスキル

について見て行きましょう。

①コンセプチュアルスキル

「概念化能力」と呼ばれているもので、自分の周囲で起こっている事柄や状況を的確に分析し、組織や社会全体を視野に入れながら総合的な情勢判断と指針の決定をおこなう能力のことです。

具体的には、組織やそれを取り巻く環境を的確に判断しながら問題を解決したり、新しい方法を発想したり、創造する力を言います。

それは、目標設定能力、問題解決能力、組織の方向づけの決定、経営判断能力等組織運営に関することで、理事長、院長、看護部長、看護師長等管理者に求められます。

②テクニカルスキル

「業務遂行能力」と呼ばれているもので、自らが担当する業務を遂行する能力です。

仕事をする際に前提となるスキルで、具体的には自分の仕事を遂行する上で必要な知識やス

カッツの理論

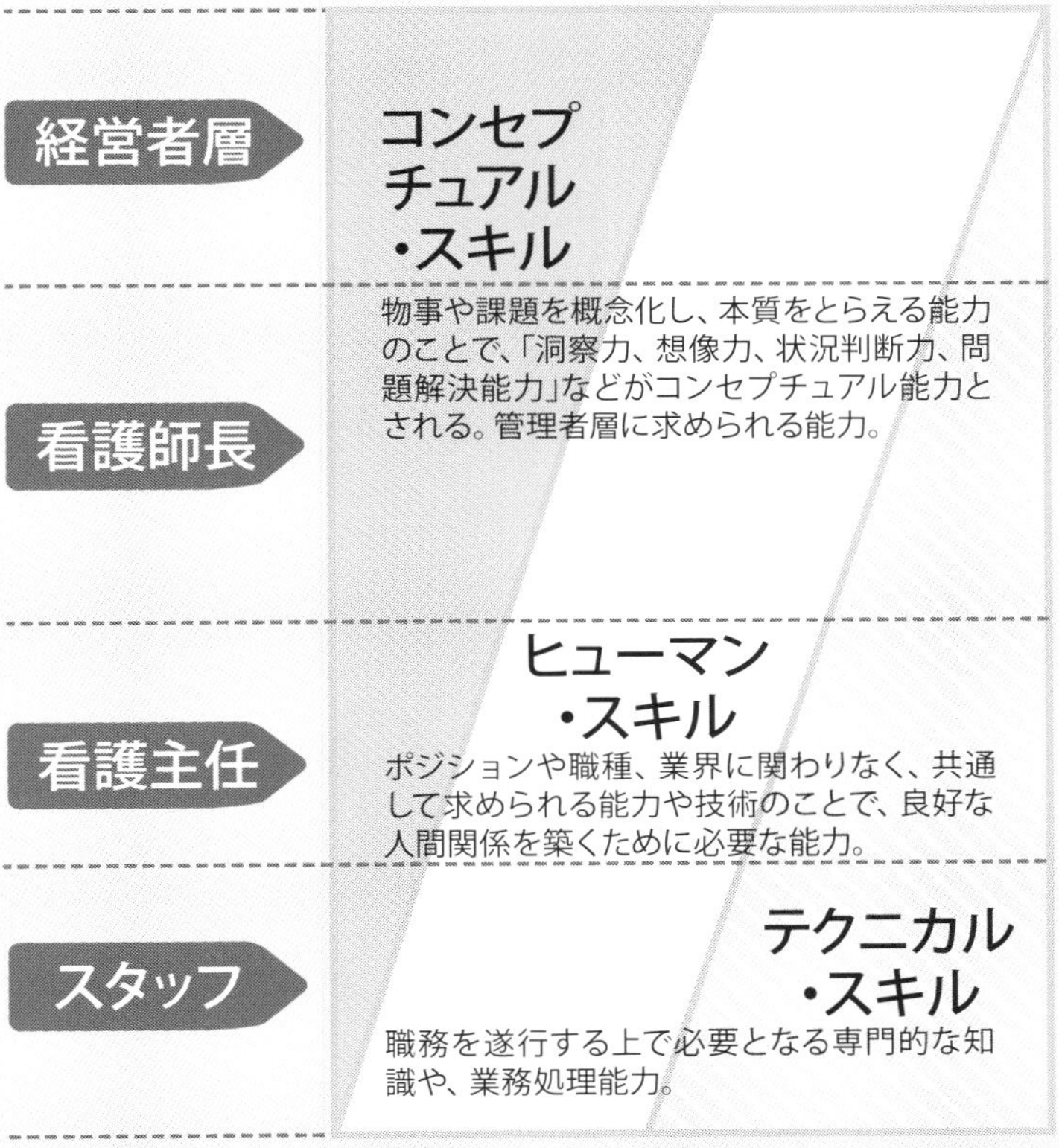
経営者層
看護師長
看護主任
スタッフ
コンセプチュアル・スキル
物事や課題を概念化し、本質をとらえる能力のことで、「洞察力、想像力、状況判断力、問題解決能力」などがコンセプチュアル能力とされる。管理者層に求められる能力。
ヒューマン・スキル
ポジションや職種、業界に関わりなく、共通して求められる能力や技術のことで、良好な人間関係を築くために必要な能力。
テクニカル・スキル
職務を遂行する上で必要となる専門的な知識や、業務処理能力。

●カッツの理論より（1955：ハーバード大学　ロバート・カッツ）

テクニカルスキル

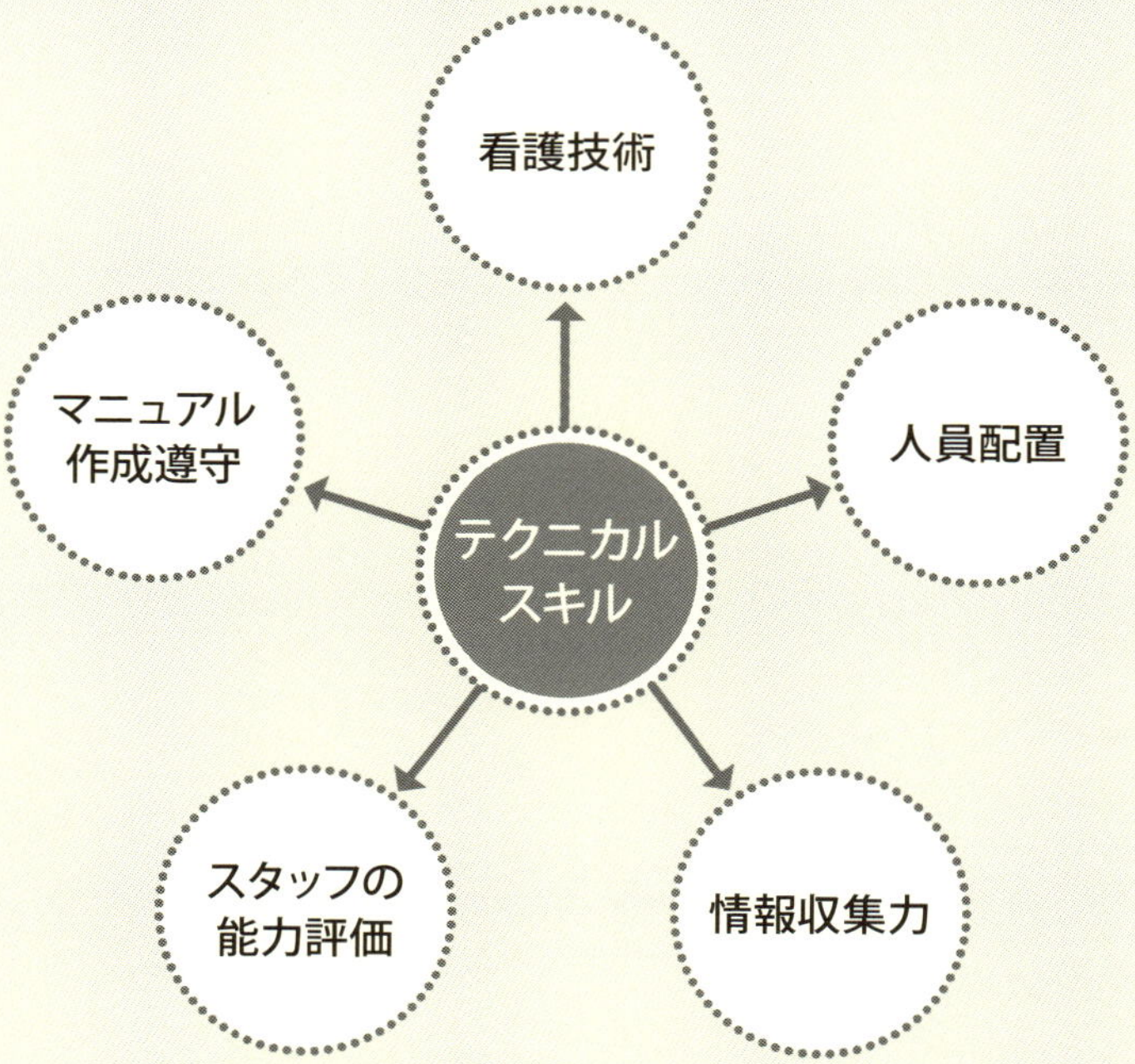

キルのことです。しかし、単なるスキルや知識だけではなく、関係法令の知識を踏まえて、どのようにすれば最適な業務ができるかを考える能力も含まれます。

また、看護技術、適材適所の人員配置、現場の情報収集能力、スタッフの能力評価、マニュアルを作成、遵守《じゅんしゅ》する等のスキルのことを言い、すべての階層に求められますが、それぞれの階層によって求められるスキルが変わってきます。

③ヒューマンスキル

「対人関係能力」と呼ばれているもので、具体的には上司、部下、同僚等同一組織内関係、また、顧客、取引先とうまくコミュニケーションを取る能力です。人間関係を円滑に保つことが業務をスムーズに遂行する秘訣です。

自分の周りの人との関係に関することで共感力、コミュニケーション力、ホスピタリティ力、コンプライアンス力のことを言い、すべての階層に等しく必要な能力です。

この3つの能力の割合はポジションや組織の規模によって違います。ただ共通している点は、上の管理者になればなるほど、テクニカルスキルよりもコンセプチュアルスキルの割合が大きくなっていること、ヒューマンスキルはどの階層にも同じ割合で必要な能力であることが挙げられます。

ヒューマンスキル

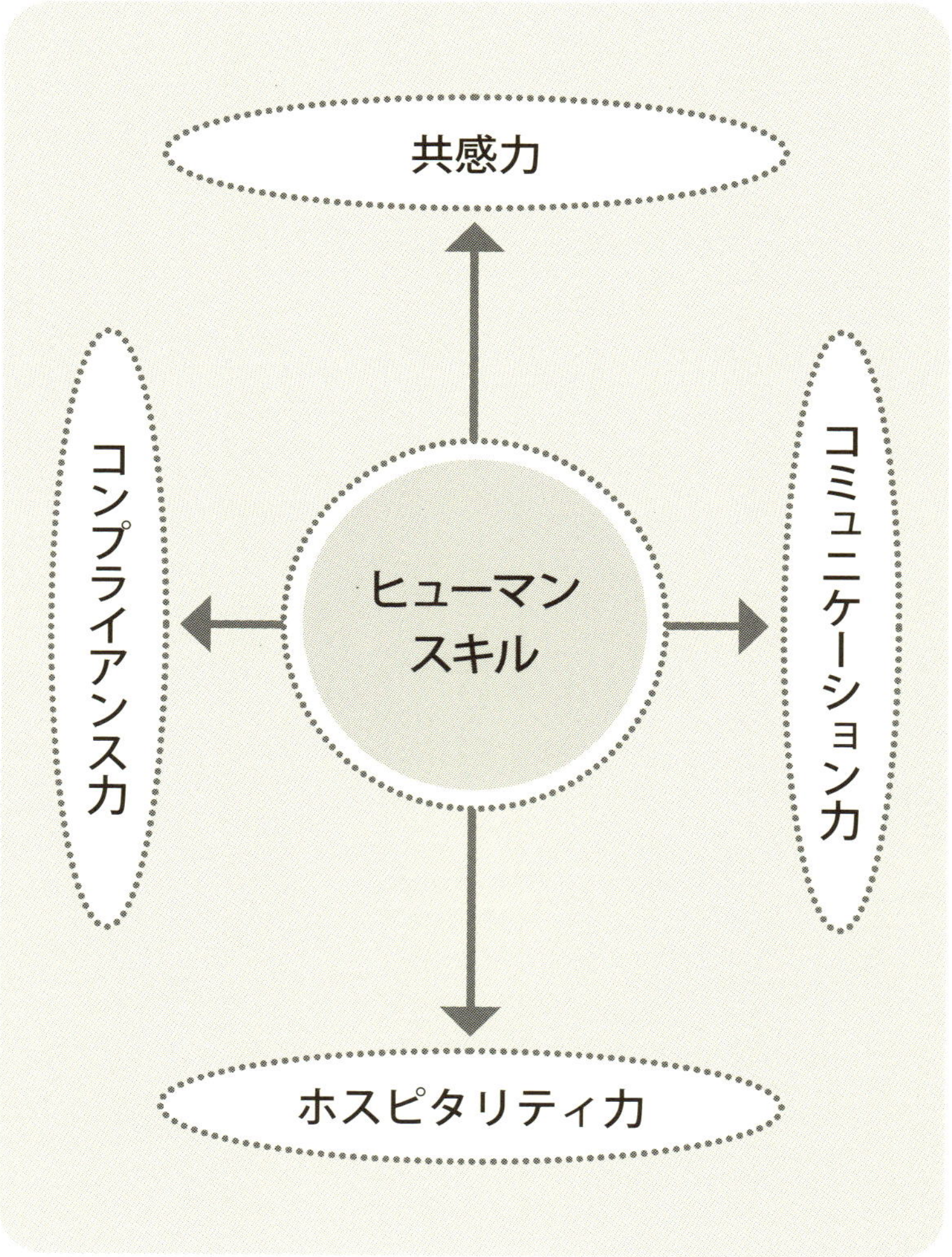
共感力
ヒューマンスキル
コンプライアンス力
コミュニケーション力
ホスピタリティ力

6 キャリアを積むにつれて、看護師にはどんなスキルが必要になるのか

◎新人に必要な「教えてもらう技術」から、教えるためのコミュニケーション力まで

看護師の仕事について入職年次で追って見ていきましょう。

●［1年目］伸びる新人に必要な〝教えてもらう技術〟……………ヒューマンスキル

入職1年目は、右も左もわかりません。仕事を覚えるだけで精一杯です。必要なテクニカルスキルは、基礎的看護技術、マニュアルを覚えてマニュアル通り実行することです。

看護師としてのスキルの習得で精一杯に感じますが、実はヒューマンスキルも必要かつ重要なポイントになります。

このときのスキルは今後のその人の看護師生活を左右する能力といっても過言ではないでしょう。

その必要なヒューマンスキルとは、「教えてもらう技術」や、「患者に対して一所懸命仕事をしていて好感をもたれる技術」、です。皆さんの病院でも新入職員を見渡したとき、「教えやす

い新人とそうでない人」「患者さんからどういうわけか好かれる新人」がいると思います。これはまさにヒューマンスキルです。

●【3年目】教えるためのコミュニケーション力が必要に！…………ヒューマンスキル

3年目くらいになると一応の看護スキルは身につけてきます。

プリセプター制度がある病院では新人指導をおこなう人も出てきます。ここで新人研修という業務が増えます。これは明らかにヒューマンスキルです。教えるためのコミュニケーション力が必要になってきます。

●【5年目】リーダーになれば、指示を出すなどの仕事も！………コンセプチュアルスキル

5年目くらいになると、日常の看護業務はほぼ完璧にできるようになります。看護師として充実してきた時期ではないでしょうか。

後輩もたくさんできて、リーダーになる人もいます。

リーダーになるとまたいろいろな業務が増えていきます。テクニカルスキルについても、たとえばローテーションを考えたり、といった仕事が発生してきます。

今までは自分のことだけを考えて、指示されたことをしていればよかったのが、今度は師長からの指示を受け、チームのメンバーに自分が指示を与えなければならなくなるという、今ま

では違った種類のスキルも要求されるようになります。

また、病院の方針とは異なる発言をするスタッフに対しては、大所高所から話をして理解をさせる、といった仕事も加わります。ここで、ついにコンセプチュアルスキルが登場するのです。

●［5年目〜7年目］管理業務が中心に！………コンセプチュアルスキル、ヒューマンスキル

多くの病院では看護師のキャリアラダーも5年から7年くらいで終わります。つまりこのころを境に看護師としての通常の仕事は、一段落つくと考えられます。

その後は、管理的業務つまりコンセプチュアルスキルとヒューマンスキルの向上が必要になってきます。

しかし、現実にはうまくいきません。若い看護師が育たない、途中で退職し人手が不足している等の事情で、実際は日常看護業務に追われているのが実態ではないでしょうか？

その結果、看護師は体系的な管理者としての教育を受ける機会が非常に少なくなり、名前だけの看護師長が多く誕生する原因になっています。

第2章

リーダーに必要なリーダーシップ力とは何か

1 なぜ看護師に〝ノンテクニカルスキル〟が求められるのか

◎看護師の専門スキルを患者に〝伝える能力〟が重視されてきた

●テクニカルスキルとノンテクニカルスキルの違い

別の角度から医療や看護の業務について見ていきましょう。

次頁の図を見てください。

医師、看護師そして他の職種の人は、すべての人が専門家であり、その専門スキル（テクニカルスキル）を患者に提供しています。

ではどのような方法で提供しているのでしょうか？　考えてみてください。提供する患者の状態によって違いますが、多くの場合その人を通じて患者に提供されます。「その人を通じて」ということを少し具体的に考えてみましょう。

たとえば、看護方針を説明するという行為についても、たとえそれが同じ看護方針であったとしても、人によって説明も違います。それによって患者の理解度も変わってきます。患者が医療、看護方針を理解して積極的に医療チームの一員として自分の病気を治すことに参加する場合と、消極的な場合ではひょっとすると結果が違ってくる可能性があります。

患者満足度を向上させる医療サービスサークルとは

病院側が提供する具体的患者サービスとは?

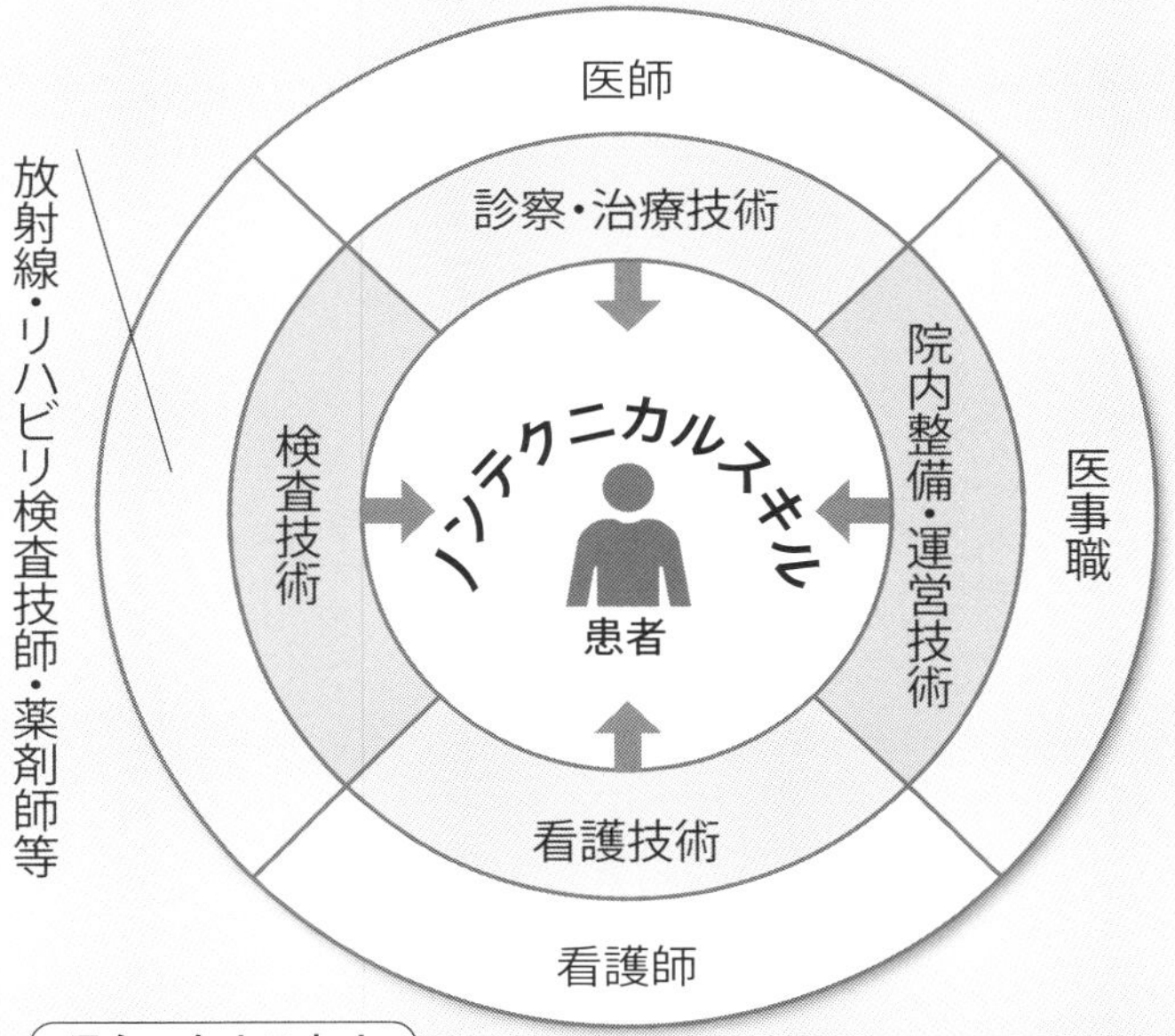

テクニカルスキル

1. 各専門家のスキルは表のように、ノンテクニカルスキルを通して患者に提供されなければならない
2. ノンテクニカルスキルが不足していれば、本来のテクニカルスキルを患者に提供することはできない
3. テクニカルスキルとノンテクニカルスキルの両方の習得が看護従事者にとって必須のものである

ノンテクニカルスキル

●出典:株式会社ウィ・キャン

●ノンテクニカルスキルを向上させれば医療事故は減少する⁉

多くの医療事故の原因は、実はテクニカルスキルの不足が引き起こしたものではなく、ノンテクニカルスキルが原因であったことが報告されています。

英国の「医療安全報告書」では、ノンテクニカルスキルを向上させれば医療事故の50％は減少すると報告されています。

図を見てください。２０１2年医療機能評価機構に報告された医療事故の発生要因です。発生要因をそれぞれ、ノンテクニカルスキル、テクニカルスキル、その他の要因に筆者が分類した結果、発生要因6、５４8に対し、ノンテクニカルスキル不足と思われる要因が3、５７8（54・6％）、テクニカルスキル不足と思われるものが1、３1６（20・1％）、環境設備と思われるのが1、1９8（18・3％）その他４５8（7・0％）です。

つまり日本の医療事故の原因もまた半分がノンテクニカルスキルに関わっているものなのです。これは少し考えれば当然の結果と私は考えます。

医療従事者の多くは、高等学校卒業後何年もの間、医師・看護師になるための勉強をし、入職後も技術向上に余念がありません。つまり、ばく大な時間とお金を投入しているのです。ところが、ノンテクニカルスキルは後からついてくるものという感覚が多く、従来は全くと言っていいくらいトレーニングもせず軽視されてきました。ところが、医療が専門化され分業の割合が増えてくればくるほど、ノンテクニカルスキルの重要性が増してきたのです。

専門医療施設の多くはノンテクニカルスキルの不足が原因

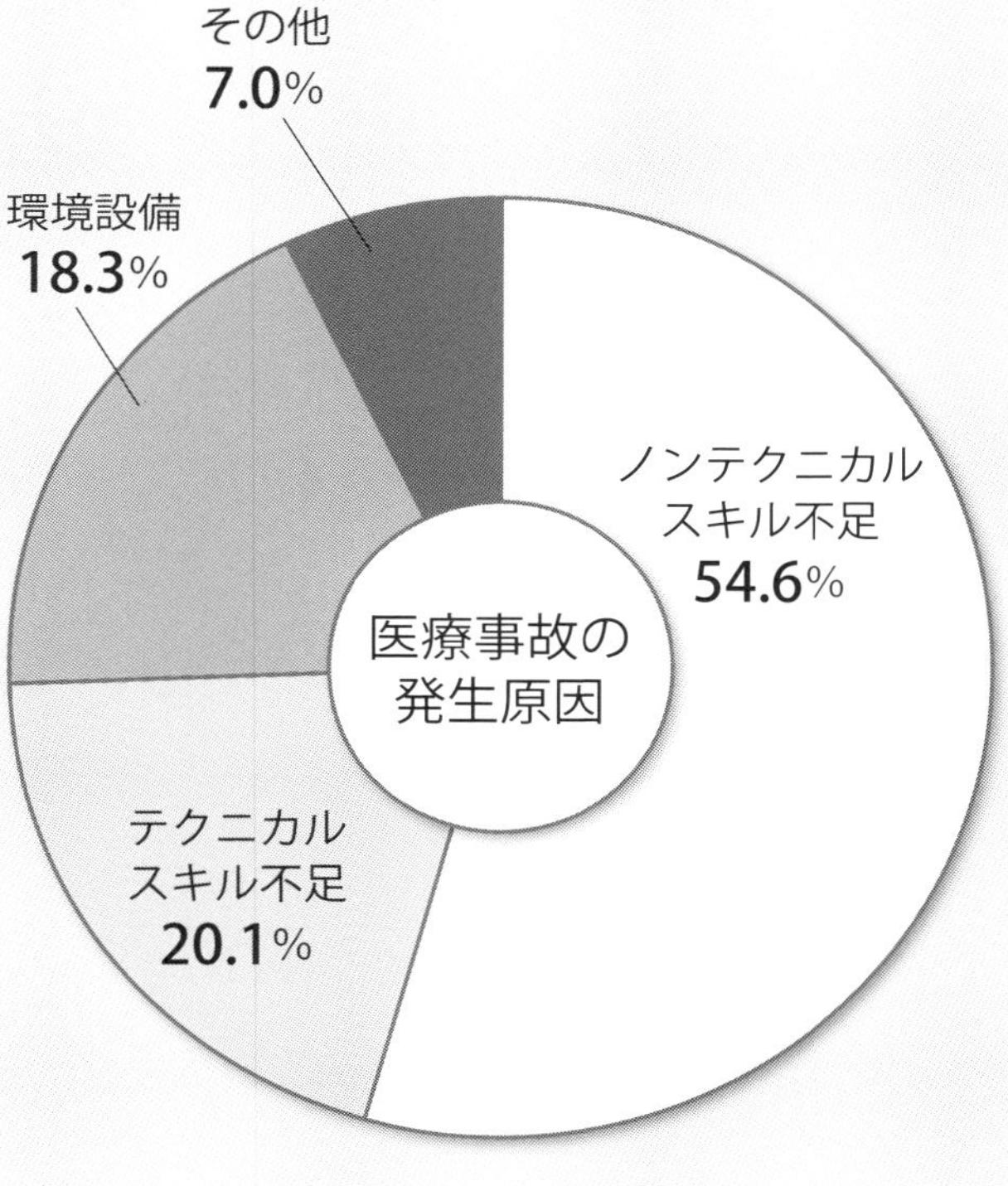

●2012年医療機能評価機構に報告された医療事故の発生要因より

2 組織運営上重要なノンテクニカルスキルの6つの力

◎チーム医療をおこなうために必須なのがノンテクニカルスキルだ

では看護師に必要な「ノンテクニカルスキル」について、もう少し詳しく見ていきましょう。

大阪大学医学部附属病院中央クオリティマネジメント部によれば、

「ノンテクニカルスキルとは、コミュニケーション、チームワーク、リーダーシップ、状況認識、意思決定などを包含する総称であり、専門的な知識や技術であるテクニカルスキルとともに、チーム医療における安全や質の確保に必要なものです」

とあります。

そしてこのスキルはチーム医療をおこなうために必須のものと位置づけています。

また、多くの研究は、医療チームの中でいかにノンテクニカルが重要であるか述べられています。

しかし、本書の立場は、ノンテクニカルスキルは組織運営上でも重要なものであり、組織運

組織を動かす力、人を動かす力とは何か

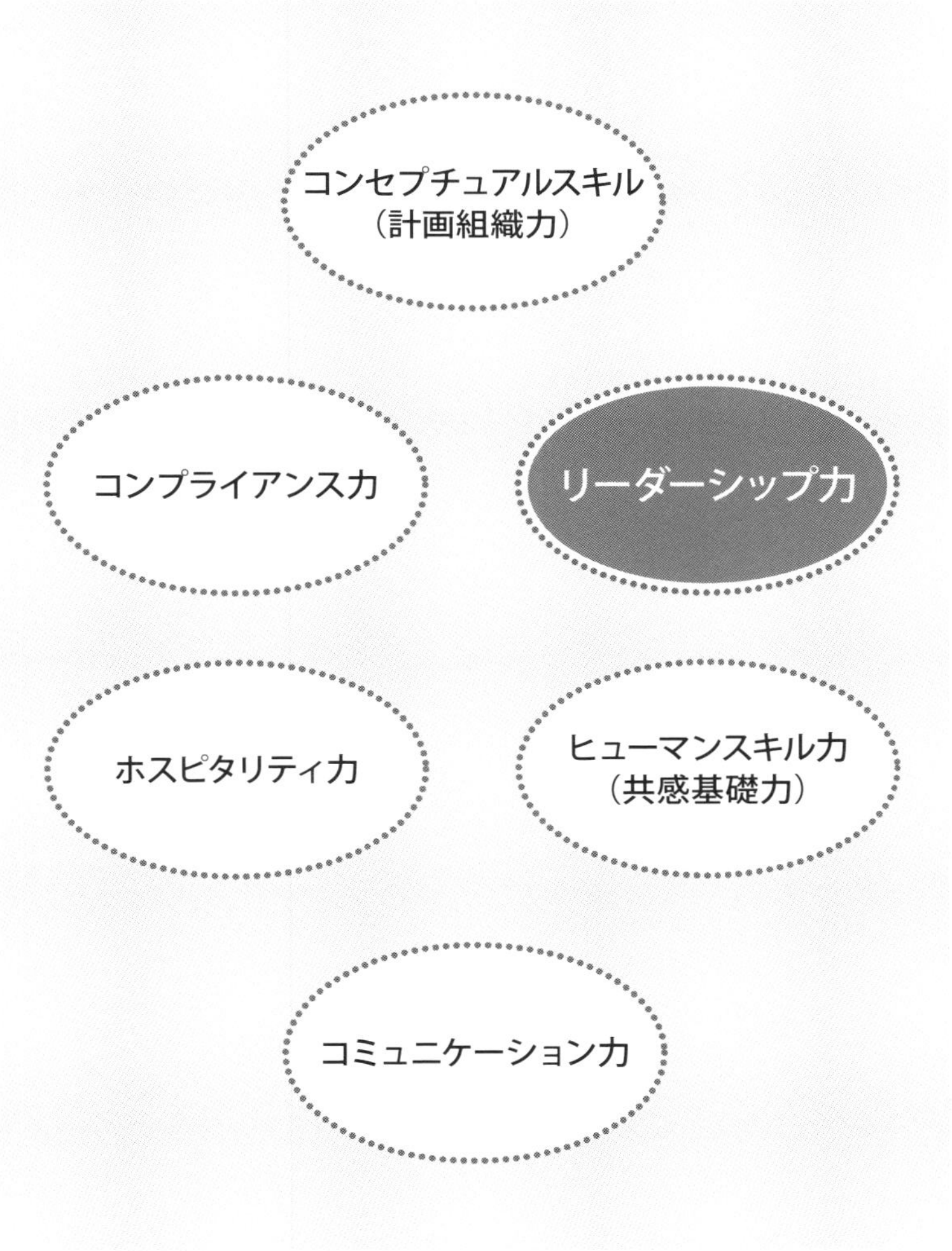

営上の立場からノンテクニカルスキルを、次のように6つの要素に分類しました。

①コンセプチュアルスキルとしての計画組織力
②リーダーシップ力
③ヒューマンスキルとしての共感基礎力
④コミュニケーション力
⑤ホスピタリティ力
⑥コンプライアンス力

これら6つの力が、医療従事者の専門技術を的確に患者に伝達するために支え合っていると考えてください。

では、6つの力について一つずつ見ていきましょう。

①コンセプチュアルスキル

コンセプチュアルスキルとは、簡単に言えば目的を達成するために組織を継続的に運営していく能力です。

「計画組織力」は組織の方向性を見極め、組織の取り巻く環境を的確に判断し、問題や障害を解決するために組織をどのように構築し、組織全体がどのように行動すればよいかを考える能力です。主に経営者層、部長職に求められる力です。

②リーダーシップ力

「リーダーシップ力」とは、一言で言えば目的達成のためにスタッフの方向性を一つに向かわせる力です。

これは経営者、部長はもちろん看護師長に最も求められる力です。

③ヒューマンスキル力

ヒューマンスキルとは、組織を円滑に動かす、いわゆる人間と人間の間の潤滑油の役割をしています。すべてのスタッフに必要な力ですが、それぞれの立場によって、そのレベル相手が違ってきます。どの段階のスタッフであっても、その立場に応じた力が求められます。

④共感基礎力

「共感基礎力」とは、お互いの立場や考えを理解した上で、その違いを認識し共有しながら協力しあい組織の目標を達成しようとする力です。

⑤コミュニケーション力

「コミュニケーション力」とは、情報をスタッフ間に伝達、受信、共有する力です。単に言葉だけでなく、態度・立ち居ふるまい等その人の持っているすべての要素が集約された力と言えます。

⑥ホスピタリティ力

「ホスピタリティ力」とは、スタッフ相互が安心、信頼できる関係を構築する力です。損得ではなくお互いがリスペクトしあいながら発揮されるウィンウィンの関係をつくるために重要な力です。

⑦コンプライアンス力

「コンプライアンス力」とは、組織や法令で決められたことを遵守《じゅんしゅ》するだけでなく、道徳等の人としてまた組織人として守らなければならない基準をしっかりと持っている力です。

3 看護師長の仕事とは何か

◎組織の目標達成のために何をするか、それが仕事

組織運営に関するノンテクニカルスキルについて見てきましたが、では具体的に看護師長の仕事について見ていきましょう。

もう一度病院の組織図で看護師長の位置を確認してみましょう。

看護師長は、看護部長の配下に位置し、大きな組織では各診療科、各病棟に一人ずつ、小さな組織では病棟、外来に一人ずつ配置されています。

直接管理する部下の数は数人から数十人とそれぞれの病院によって大きく違ってきます。組織の大きさによって看護師長の業務は違うように見えます。それは、大きな組織では現場業務ではなく、管理業務が中心になりますが、小さな組織では、現場の業務と兼務が多いと思います。

そのために、師長の仕事は違ったように見えますが、原則は同じです。現場業務の割合の多少が看護師長の業務を見えにくくしています。

看護師長の仕事は、組織の目標達成のために、方向性を明確にして、スタッフの個々の能力をまとめて、行動計画を作成し導いていくことにつきます。

そのためにどのようなことをしなければいけないかを具体的に考察していきましょう。次のワークシートに記入してください（46～47ページの記入例も参考にしてください）。

□1　あなたは病院の目的や理念を知っていますか？
□2　看護部の目標を知っていますか？
□3　目標達成のために、自分達の具体的な施策をスタッフと共有していますか？
□4　具体的な施策を実施するための行動計画とその責任者を決めていますか？
□5　計画通り実行されているかどうか話し合う機会を設けていますか？
□6　評価はどのようにしていますか？

このことは、組織の大きい小さいにかかわらず実施することが必要です。

小規模の医療機関では、「忙しくてできない」「組織が小さいので必要ない」という理由で実施していないことが多いようです。

組織が小さければ、プロジェクトチームとして病院運営をしている場合が多く、このチームは病院を全体的に運営するという意識が希薄な場合が多く、病院としての特徴も少なく、病院

看護師長の仕事とは何か

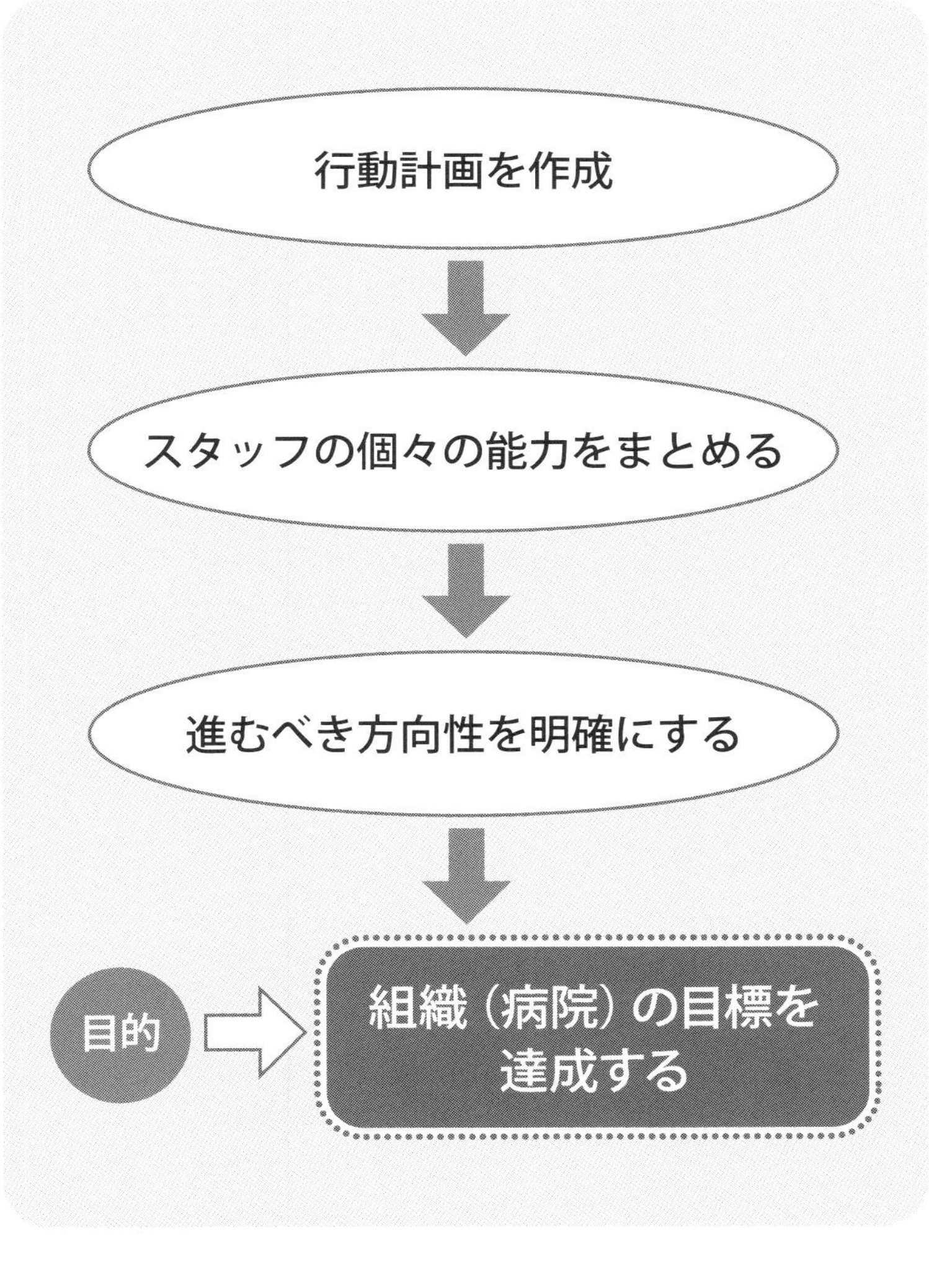
行動計画を作成
スタッフの個々の能力をまとめる
進むべき方向性を明確にする
目的
組織（病院）の目標を達成する

❹

担当者の決定

① A主任（スタッフ……）
② B主任（スタッフ……）
③ A、B、C主任
患者満足度向上のために
④ C主任（スタッフ……）

※できれば一人にひとつの目標を担当させる。③については各主任がスタッフのレベルを日常業務の中で指導してもらうので、兼務している。

↓

❺

具体的項目とタイムスケジュールについて（例1）
目標　患者情報共有のためのフロー作成と実践

1、現状分析（問題点の抽出）し、問題点を病棟全員に報告する。→5月20日まで
2、他の主任、スタッフから意見を聴き、患者情報共有のための業務フローを作成する。チーム内で試行する。→6月20日までに意見を聴き、1ヶ月間の試行
3、業務フロー案を発表と検討会→8月5日
4、業務フローの決定→8月末
5、各科に伝え、研修し実践してもらう→9月15日までに伝達、10月15日まで試行
6、フローの見直し→10月末
7、フローの実践と見直し→毎月1回の病棟会議で完成度の検討をおこなう（3月まで）

↓

❻

評価

●進捗状況をチェックし、遅れている場合は理由を明確にして、その遅れをいかにして取り戻すことができるかどうかを見極める
●実践できた事柄の内容を具体的に聞き取り、期待された完成度かどうかを判断する。完成度が不足している場合は、その点を具体的に指示し、いかに不足を補うかを担当者と検討する

ワークシート（例）

❶

病院の目的と理念

地域のみなさんに愛され、安心できる病院をめざします。

❷

看護部の目標

「患者満足度向上」と「看護技術の向上」

❸

病棟の目標

患者さんに安心していただくための看護技術習得の目標

① 安心していただくための患者情報の共有の業務フローの作成と実践
② 「安心していただくための与薬事故防止のための……」
③ ラダーに沿った看護技術の向上
患者満足度向上のために
④ 患者さんが安心して入院生活をおくるための理想の看護師像を具体的に共有し、それをめざす

のめざしている方向が、職員に見えず、何も考えずただ日常の業務を繰り返しているだけの仕事に陥ってしまっています。

その結果、若い職員のモチベーションが低下し、結局看護師長がスタッフの仕事を兼務し続けることになるのです。

大規模の病院では既に導入されています。しかし、うまく機能している病院はまだ少数派であるようです。

なぜならば、大規模の病院に勤務している看護師の多くは、看護技術を習得、向上するために入職している専門家思考のスタッフが多いからです。

そのような人たちが突然看護師長に任命されて、「さあ今日から管理職だ」と言われても何をどのように管理するかがわからないのです。

4 なぜ「看護師長になりたくない」という人が増えているのか

◎「看護師長は仕事ができる人」というイメージが敬遠される原因!?

●〝看護師長ギャップ〟はなぜ起こる?

本書を執筆する上で、何人かの方に「看護師長の職務」について聞きました。色々なご意見が出てきました。その例を挙げてみましょう。

◉看護師長(リーダー)の求められる資質
①患者の自立を支援する
②患者の満足度と安心を高める
③看護ケアの質を向上させる
④職員の能力開発
⑤病院職員としての自覚をスタッフに持たせる
⑥技術的に優れていて、スタッフに指導ができる
⑦患者のクレーム対応ができる

⑧職員間の調整
⑨勤務ローテーションの作成

何か気づきましたか？　スタッフがする仕事と看護師長がする仕事が混在していることに気づかれたのではないでしょうか。

①〜④はスタッフの仕事です。

つまり看護師長の仕事と思われているのは、現場の仕事と管理の仕事とが混同して考えられているのです。

「看護師長は仕事のできる人」というイメージには絶えず高い看護技術に裏づけされた看護師長像が浮かんできます。

その上でてきぱきとスタッフたちに指示し、技術を指導しているイメージがあります。看護職だけでなく、専門職になればなるほどそのようなイメージを持つことが多いのではないでしょうか？

技術と人事管理そして人望を兼ね備えた人をイメージしてしまいます。その結果「私にはできるわけがない。管理職ましてや看護師長にはなりたくない」という人が増加しているのではないでしょうか？

●どのような人が看護師長に向いているのでしょうか？

「名選手必ずしも名監督ならず」という言葉をご存知でしょうか？

これは、「現役時代名選手であった人は必ずしも名監督にはなれない」という意味です。つまり、必ずしもテクニカルスキルの優劣と他のヒューマンスキル、コンセプチュアルスキルの相関関係は完全には一致しないようです。

しかし、多くの場合、テクニカルスキルが高い人の評価が高くなる傾向があります。その結果、技術的に優れた人が看護師長になる機会が多いことは否定できません。

もちろん管理者としては、３つのスキルのバランスが取れている人がいいのに決まっていますが、そのような人はなかなかお目にかかれるものではありません。

5 リーダーとリーダーシップの違いとは何か

◎リーダーシップはリーダーだけでなくスタッフ一人ひとりに必要な能力！

さて、看護師長としてリーダーシップを発揮する前に、必ずしておかなくてはならないことがあります。まだ師長になっていない人、既に師長として仕事をしている人もご確認ください。リーダーシップが取れないと悩んでいる人の問題点の多くは、実はリーダーシップではなく他のアイテムが欠けているからなのです。

「うちの師長にはリーダーシップがない」という言葉を聞いたことはないでしょうか？あるいは、あなた自身が思ったことはありませんか？　これを言い換えれば「うちのリーダーにはスタッフをまとめる能力や調整能力がない」ということなのです。

つまり、リーダーはチームや組織の役割を言い、リーダーシップは役割に関係なく「目標を達成するために、周りの人を巻き込みリードする（導く）力」のことを言います。

ということは「リーダーシップ」はリーダーだけに必要な能力ではなく、ある意味全スタッフに必要な能力なのです。リーダーには、組織を目標に到達させるためのリーダーシップが、個人には個人目標を達成するためのリーダーシップが必要と言えます。

6 リーダーシップには3つの機能がある

◎目標設定、チームをまとめる、目標達成のための行動計画の立案&実施

では、何が今の自分に必要なのかを知るために、「リーダーシップ」を分析してみましょう。
リーダーシップには、
1．目標を設定し、チーム内で共有させる機能
2．チームのメンバーをまとめる機能
3．目標達成のための行動計画の立案と実施する機能
の3つの機能があります。
もう少し具体的に見てみましょう。

◉病院の目的………地域の住民に愛され、役に立つために高度な医療をめざす

あなたは病棟の看護師長です。
看護部の目標は「患者満足度向上」と「看護の質の向上」の2つです。

とです。

◉目標を設定し、チーム内で共有させる機能

ゴールを明確にして、チームのメンバーの力をその方向に向かせることなのです。つまりゴールに「旗を立てる」ことです。それによってすべてのメンバーにゴールが見えるようにすることです。

なんとなくわかったような看護部の目標です。

ただ漠然としていませんか？

さて、その漠然とした目標を、自分の病棟におろした時にどのように具体化するかを考える必要があります。

「患者満足度向上」と「看護の質の向上」ですから、どうやら前者は「患者対応」に関することで、後者は「看護技術」に関することのようです。

いや、いや「患者満足度向上するには、看護技術の向上も含まれるのではないか？」と色々と考えます。

この方向性を決めるのがリーダーの役目なのです。多くの看護師長は、そこで、スタッフに相談をします。いろいろな意見が出てきます。当然自分と違う意見もあります。どの意見も一長一短です。どれも良さそうです。

さて、あなたはどうしますか？

議論が紛糾すれば、多くの新人師長はみんなの意見をうまく取り入れようと努力します。しかし、その結果どうしても玉虫色の中途半端なものになってしまい、結局うまくいかない場合が多いのです。それからどうしようと考えても手遅れなのです。

●自分はこの病棟をどのようにしたいのかをイメージする

まず看護師長になった時に、「自分はこの病棟をどのようにしたいのか？」というイメージを持ってください。

漠然としたもので結構です。

たとえば、「笑顔のあふれる明るい病棟にしたい」とか、「すべての看護師のスキルを一段階上げて患者が安心する病棟にしたい」そういうイメージを持ってください。

実は、こうしたことは看護主任になった時から考えておくことが大切なのです。できるリーダーは、いつも自分より一ランク上の役職の立場ならどうするかを考え、今の自分たちに足りないところは何かを考える癖をつけるのです。もちろん看護師長になったとたん「自分が看護部長だったら」と考えるのです。このように考えることは、コンセプチュアルスキルを高める訓練にもなります。

●目標をスタッフに伝える

さて、あなたが看護師長になったときに「自分はこの病棟を○○○○にしたい」ということをスタッフに表明することが大切です。

それは、リーダーとしてその方向性をスタッフに示すことができるからです。まだ明確に表明していない看護師長さんも手遅れではありません。

なるべく早い時期に表明してください。

「同じ病院でしかも同じ病棟で働いているのだからスタッフはわかっているでしょ」というのは、スタッフに甘えすぎです。

スタッフとあなたの共通点は、看護師であること、同じ病院、同じ病棟で勤務しているくらいで、他の共通点はありません。まずあなたの考え方をスタッフに理解してもらわなければいけません。その上でスタッフと話し合いながら、不足点をおぎなったりしながらあなたのめざす病棟になるために協力してもらわなければならないのです。あなたひとりでは何もできないと考えてください。たとえ看護師長になったとしても…。

次章からは、まずあなたのコミュニケーションスタイルを考えていきましょう。

第3章

リーダーのコミュニケーションスタイルを確立しよう

1 なぜ、自分と部下のコミュニケーションスタイルを知ることが重要なのか

◎苦手な部下をつくらないためには、まず、お互いのスタイルを知ることから始める

初めからコンセプチュアルスキルが高い人は少ないでしょう。そこで、テクニカルスキルとヒューマンスキルについて見直してみましょう。

まず、自分のコミュニケーションスタイルを認識してください。自分のスタイルを知ることにより、良いところと改善しなければならない点がわかってきます。

次に部下、特に主任たちのコミュニケーションスタイルを知るようにしてください。看護師長のコミュニケーションで少々面倒なのは、部下のスタイルによって自分のスタイルを変えることにあります。

そうしないと気の合う部下と苦手な部下ができてしまうからです。苦手な部下ができてしまった結果、チームワークが悪くなりギクシャクした人間関係になり、結局はチーム運営がうまくいかなくなるということが起こります。

このことは非常に大切なことなので、コミュニケーションスタイルについて考察していきましょう。

チームの人間関係をよくするには？

チーム運営がうまくいくコツ

・部下のコミュニケーションスタイルによって、自分のスタイルを変える

↓

気の合う部下
苦手な部下
} つくらない！

↓

自分のコミュニケーションスタイルを知っておく！

2 あなたはどれ？ コミュニケーションには3つのスタイルがある

◎自分のことしか考えない、人のことを配慮する、自分も相手にも配慮する……

まずは、自分のコミュニケーションスタイルを知るために、アメリカの心理学者たちによって提唱された、

「私たちは他者と接する時に、3つのタイプでそれをおこなっている」

という考え方があります。コミュニケーションスタイルについて、アサーション理論で言われている、3つのコミュニケーションスタイルで確認しましょう。

①アグレッシブ（攻撃的）コミュニケーションスタイル

「私はOKである。あなたがOKでない」

——このスタイルの人は、自分の意見を言うことができ、周囲と違っていても自分はこうであると言える人です。比較的大きな声で発言することが多いです。周囲からも仕事ができると思われていて、実際、看護技術の高い人にその傾向が出る可能性が高いです。

そして、「私は合っている。わからない人がおかしい」と思っています。このスタイルの人は、

仕事の中ではリーダーとして力を発揮している場合もありますが、周囲からはけむたがられているかもしれません。「なぜ私の言うことがわからないの？」「なぜできないの？」という気持ちが強すぎて、相手の気持ちを考慮していないので、相手はあきらめに似た思いをします。どなったり威圧的な態度で表現するだけでなく、どんなにやさしい口調で言ったとしても、相手に選択の余地のないような状況で頼みごとをするなど、巧妙に自分の欲求を押しつけて、相手を操作して自分の思い通りに動かそうとする態度が見られます。

②ノンアサーティブ（非主張的・受身的）コミュニケーションスタイル

「私はOKではない。あなたはOKである」

——このスタイルの人は、自分の内側のことはあまり表現しません。他人のことを尊重しようとする傾向があり、他の人が自分と一緒にいて「よい時間を過ごせたと思ってほしい」と思っています。

自分の感情は押し殺して、相手に合わせるような傾向があります。

たとえば、いつも同僚に雑用を頼まれて本当は嫌なのに、はっきりと断れずに引き受けてしまう態度のことです。

相手を配慮しているようにも見えますが、自分の気持ちに率直ではなく、相手に対しても率直ではありません。自分の気持ちを抑え続けていると、次第に欲求不満がつのり、「人の気も知らないで」という恨みがましい気持ちになってしまいます。

このタイプの師長は一見スタッフの意見を聞いている様ですが、実際には方向性が決められず「うちの師長はリーダーシップがない」と思われているかもしれません。

③アサーティブなコミュニケーションスタイル

「私はOKである。あなたもOKである」

――このスタイルの人は、自分の気持ちや考えを相手に伝える際に、相手のことも配慮するやり方をとり、また、自分も相手も大切にできる人です。

アサーティブな自己表現では攻撃的な方法でも、非主張的な方法でもなく自分の気持ち、考え、信念に対して正直・率直に、また、その場にふさわしい方法で表現します。

攻撃的に相手を打ち負かしたり、非主張的に相手に合わせたりするのではなく、お互いが歩み寄っていちばんいい妥協点を探ることができるスタイルの人です。

さて、あなたは、どのコミュニケーションスタイルだと思いますか？

看護師長になったからといって、気負っていませんか？　気負いすぎるとどうしても、①のアグレッシブ（攻撃的）コミュニケーションスタイルになってしまいます。

テクニカルスキルが高い人や、他人に弱みを見せたくない人にこの傾向があります。

3つのコミュニケーションスタイル

スタイル	特徴	結果
① アグレッシブコミュニケーションスタイル	私はOKである。あなたがOKでない。	師長は絶対的なので何を言っても無駄だという不満がスタッフにたまる。
② ノンアサーティブコミュニケーションスタイル	私はOKではない。あなたがOKである。	師長は何も決めることができず、それぞれが勝手な方向を向いて業務をする傾向が出てくる。
③ アサーティブなコミュニケーションスタイル	私はOKである。あなたもOKである。	決定までに時間がかかるが、目標が一度決まると、組織的な活動が可能になる。

一方、「私、看護師長なんて重責だわ、自信ないわ」と考えているとあなたのスタイルは、②のノンアサーティブ（非主張的・受身的）コミュニケーションスタイルになってしまいます。

スタッフの中に、明らかに自分よりテクニカルスキルが高い人がいる場合、あるいは年上の人がいる場合は、このような傾向になる可能性があります。

アサーティブなコミュニケーションスタイルが理想的であることは言うまでもありません。しかし、アサーティブなコミュニケーションを阻害する要因には、次のようなものがあるということを、ぜひ知っておいてください。

①自分に自信がない。
②心が動く、感想を持つ、感情が沸くということは人間としては大事なことですが、看護師の仕事は、感情をあらわにすることはいけないと思っている。
③目標を達成するためには「こうすべき」であるという考え方が強すぎる。
④自分と考えが違う人には、どうせわかってくれないからと自分から話す機会を放棄し、話さない方向に行ってしまう。
⑤こんなことわかっているだろう、という前提で話す。

アサーティブなコミュニケーションを阻害する5つの要因

1 自分に自信がない

2 心が動く、感想を持つ、感情が沸くということは人間としては大事なことですが、看護師の仕事は、感情をあらわにすることはいけないと思っている

3 目標を達成するためには「こうすべき」であるという考え方が強すぎる

4 自分と考えが違う人には、どうせわかってくれないからと自分から話す機会を放棄し、話さない方向に行ってしまう

5 こんなことわかっているだろう、という前提で話す

3 自己チェック！　職場でのコミュニケーションの取り方の上手・下手が一発でわかる！

◎コミュニケーションが下手だと仕事はなめらかに進まない

ここで、あなたの日常のコミュニケーションについてチェックしてみましょう。

■コミュニケーション・チェックリスト

□1．スタッフと話をする時、どちらかと言えば自分のほうが話す割合が多い
□2．いつも指示していることができない道理はないと考えている
□3．スタッフは自分の考えを理解している
□4．自分の都合でスタッフとの約束を変更することがよくある
□5．スタッフの前で上司や病院の批判をする
□6．指示したことができないのは、スタッフの能力が低いからだと思う
□7．新しい提案は、否定することから始めることが多い
□8．スタッフに対し、「部長（上司）も言っているので」という言い方をよくする
□9．酒席で、説教をよくする

□10．スタッフにやり方を教えるより、自分でしたほうが早いと思う

いくつあてはまりましたか？

半分以上当てはまっていた場合は、ちょっと人間関係がギクシャクしている可能性があるかもしれません。

コミュニケーションがうまくできていないとどうなるか？　あなたは、職場内で上司やスタッフとのコミュニケーションが円滑におこなわれていないと仕事がスムーズに進まないといった結果になります。

職場でのコミュニケーションの目的は、業務を達成することにあります。どんなに優れている人でも、一人でできる業務には限界があります。そのために、円滑なコミュニケーションが必要になります。

先ほどのコミュニケーション・チェックリストを見てみます。

1．スタッフと話をする時、どちらかといえば自分のほうが話す割合が多い

スタッフとあなたの間には、当然レベルの差があります。しかし、スタッフの技量や考え方を知るためにはスタッフが考えていること、どの程度理解しているかを知らなければなりません。

2. いつも指示していることができない道理はないと考えている

それぞれのスタッフは違った考え方を持っています。そのために、色々な行動を取ります。何度も何度も指示を出してもすぐに忘れる人もいます。そのことをリーダーであるあなたは理解して、根気よく指導していかなければいけません。

3. スタッフは自分の考えを理解している

理解しているほうが珍しいです。理解してもらうためのコミュニケーションです。

4. 自分の都合でスタッフとの約束を変更することがよくある

よくあるリーダーのタイプです。スタッフに対する甘えと、リーダーの驕《おご》りがあなたに出ています。注意してください。スタッフは、面と向かってあなたには言いません。

5. スタッフの前で上司や病院の批判をする

ベクトルを一つにするためには、スタッフの前では言ってはいけないことです。もし、疑問があれば、直接上司にあなたが質問します。

6. 指示したことができないのは、スタッフの能力が低いからだと思う

スタッフの能力が低いのでなく、あなたの指示の出し方、指導が悪いのです。もう一度スタッフと話し合いましょう。そしてできない理由を客観的に挙げること、それをスタッフに伝えることから始めましょう。

7. 新しい提案は、否定することから始めることが多い

スタッフからの提案は、不完全なものが多いです。ですから否定から始めるリーダーが多いです。しかし、それではスタッフは提案しなくなり、自分から仕事をしなくなります。スタッフからの提案があったら、まず肯定から入りましょう。

8. スタッフに対し、「部長（上司）も言っているので」という言い方をよくする

責任逃れのリーダーと思われます。自分が責任を取るという姿勢は、スタッフに信頼感を与えます。

9. 酒席で、説教をよくする

お酒は楽しく飲みましょう。むしろ聞き役に回りましょう。

10. スタッフにやり方を教えるより、自分でしたほうが早いと思う

優秀なリーダーほど陥りやすい錯覚です。仕事は永続的であり、仕事を覚える速度は遅くてもそのレベルは上げていかなければいけません。スタッフの能力アップなくして目的の達成はできません。

目的を達成するために、部下に明確にその目的を話します。そして方法を指示します。スタッフの考え方を聞きながら、自分の考えとスタッフの考えの違いやレベルの差を理解します。そこから仕事は始まると考えてください。

4 スタッフとのコミュニケーションに有効な「交流分析」を活用しよう

◎スタッフの特徴をつかんで相手に合わせたコミュニケーションを取ろう

もう少し、コミュニケーションスタイルについて詳しく考えてみましょう。前に見たコミュニケーションスタイルを別の角度から見てみましょう。

看護師長であるあなたは、自分の職場を良くしたいと考えています。スタッフの気持ちをひとつにして、目標を達成するつもりでスタッフと接しようとします。そのあなたの気持ちをスタッフに理解してもらうことが大切なのです。ところがスタッフの性格はばらばらで考え方も違います。同じ病院に看護師として勤務していることだけが共通点であるくらいの気持ちで接したほうがよいかもしれません。こんなとき有効なツールは「交流分析」です。

交流分析とはアメリカの精神科医エリック・バーンがつくった分析方法で、TA（Transactional Analysis）とも呼ばれています。

問題解決や自己の成長の手がかりを得るための理論として位置付けられており、その分析方法はシンプルでわかりやすいのですが、かなり奥は深いです。

交流分析では、人間の心の状態を5つの状態（「自我状態」と言います）に分けて考えます。自我状態は固定されているものではなく、自分でコントロールすることができますので、それぞれの特徴をつかんで賢く利用すれば、相手に合わせたコミュニケーションを取ることが可能となるのです。

自分がどのタイプの傾向が強いかどうかを知るために簡易な診断チェックテストを参考までにご紹介しますので、確かめてください。

インターネットでもっと詳しい診断テストができるサイトがありますので、ぜひ確かめてください。

●「交流分析」における人間の5つの心の状態

【1】CP（Critical Parent）・批判的な親の自我状態（父親的）

この点数が高い人は、理想を追求する人です。

納得いかないことには抗議し、言うべきことはきちんと言う良さを持っていますが、融通がきかないとか、厳しすぎるという評価をされます。

一方、点数が低い場合は、友好的あるいはルーズになりがちと考えられます。

■キーワード＝「You should……（あなたは……すべきだ）」

【2】NP（Nurturing Parent）・養育的な親の自我状態（母親的）

この点数が高い人は、思いやりの気持ちが強く、人の気持ちをよく理解することができる人です。相手を助け、やさしい言葉をかける良さを持っていますが、おせっかいと言われます。

一方、点数が低い場合は、閉鎖的あるいは人のことに無関心だと評価されます。

■キーワード＝「You may……（あなたは……してもよい）」

【3】A（Adult）・大人の自我状態

この点数が高い人は、論理的思考を持ち、物事を客観的に判断することができる人です。事実の確認をしながら論理的に話を展開しますが、理屈っぽい人だと言われます。

一方、点数が低い場合は、感情的、非合理的な人であると考えられます。

■キーワード＝「I think……（私は……思う）」

□17.明朗快活である。
□18.喜怒哀楽を隠さない。
□19.よく笑う。
□20.周りの人から、楽しい人だと言われる。
□21.他人の言動に左右されやすい。
□22.他人に逆らえない。
□23.納得できないことがあっても黙っていることが多い。
□24.人に指図されて行動することが多い。
□25.周りの人から、協調的、協力的だと言われる。

集計方法

下記の設問番号の各々のまとまりごとにチェックの総数を記入してください。

それが、交流分析におけるあなたのCP、NP、A、FC、ACという自我状態のスコアになります.

自我状態	CP	NP	A	FC	AC
設問番号	1〜5	6〜10	11〜15	16〜20	21〜25
スコア（チェック総数）					

自己チェック！ コミュニケーションスタイルを知る分析シート

スタート! 以下の項目を読み「自分はこの傾向が強い」と思う設問番号の□にチェックを入れてください（いくつでも可）。

なお、チェックする際には、仕事や私生活の両面から普段どのように考え行動していることが多いかという観点でチェックしてください。

□1.自分や周りの人が何をすべきかを、常に考える。
□2.理想を追求する。
□3.納得がいかないことには抗議する。
□4.言うべきことは言う。
□5.周りの人から、ものごとに厳しいと言われることが多い。
□6.思いやりの気持ちが強い。
□7.人の気持ちが良くわかる。
□8.相手を助けることが多い。
□9.人にやさしい言葉をかける。
□10.周りの人から、やさしいと言われる。
□11.論理的である。
□12.物事を客観的に判断する。
□13.論理的な話の展開をする。
□14.事実の確認をする。
□15.周りの人から、理屈っぽいと言われる。
□16.子供っぽいところがある。

【4】ＦＣ（Free Child）・自由な子供の自我状態

この点数が高い人は、子供っぽいところがあり、明朗快活で、楽しい人だと言われます。逆に、自分勝手、わがままと言われることもあります。

一方、点数が低い場合は、感情表現が乏しい人、楽しめない人と思われます。

■キーワード＝「I want……（私は……したい）」

【5】ＡＣ（Adapted Child）・順応した子供の自我状態

この点数が高い人は、他人の言動に左右されやすく、流されやすい傾向にあります。協調性がある半面、人に指示されて行動することが多く、優柔不断と言われます。

一方、点数が低い場合は、非協力的、反権力志向、人目を気にしないと考えられます。

■キーワード＝「I should……（私は……すべきだ）」

●スタッフのタイプは？　上司はどれ？　――タイプにも長所と短所がある

いかがでしたか？

あなたはどのタイプの傾向が強かったでしょうか？

自分のタイプの確認はもちろんですが、スタッフの顔を思い浮かべて、どのタイプにあたるのか、考えてみてください。スタッフだけでなく上司についても考えてみてください。

どのタイプにも長所と短所があります。

さて、自分や周りの人間のタイプを知ると、どうなるのでしょうか？

この5つのタイプは、固定されているものではありません。状況、時間、環境によって変化します。

その人の現在の行動や発言が、どの心が主に使われた結果なのかを分析することが「交流分析」です。

あなたは、相手の自我を察知して、相手の自我に対応する必要があるのです。

つまり、「なんとなくウマが合う」状態を意識的につくるということです。これを「ページング」と言います。

ページングとは相手の自我状態を分析、理解し、相手に合わせた、相手の期待する対応をおこなうことです。

それには、まず相手がどのようなタイプであれ、まずあなたは相手を受け入れる姿勢を持たなければなりません。つまり、NPのタイプになります。相手の言うことをよく聞き、そして、「ああ、あなたは……のように考えているのですね」と相手を受け入れることから始めましょう。

交流分析に基づく５つの「自我状態」

交流分析に基づく5つの「自我状態」

1	CP(Critical Parent)・批判的な親の自我状態(父親的)
2	NP(Nurturing Parent)・養育的な親の自我状態(母親的)
3	A(Adult)・大人の自我状態
4	FC(Free Child)・自由な子供の自我状態
5	AC(Adapted Child)・順応した子供の自我状態

↓

「自我常態」相性表

CP(Critical Parent)・批判的な親の自我状態(父親的)	⇔	AC(Adapted Child)・順応した子供の自我状態
A(Adult)・大人の自我状態	⇔	A(Adult)・大人の自我状態
FC(Free Child)・自由な子供の自我状態	⇔	NP(Nurturing Parent)・養育的な親の自我状態(母親的)

以上の5つのタイプにかかわらず、人は「認められたい」という気持ちを常に持っています。その「認められたい」という気持ちを否定されれば、人は心を閉ざしてしまいます。反対に「認められた」と感じると、人は心を開くのです。その人の心理状態がどのタイプに近いかを感じ、相手の心を開くためには、あなたがいろいろな心に対応する自分をつくらなければならないのです。

タイプ別心理状態と傾向

タイプ	長所	短所
CP(Critical Parent) **批判的な親の自我状態（父親的）**	主張がはっきりしており、統率力がある。「私について来い」タイプ	押し付けがましく、人の言うことを受け入れ難い
NP(Nurturing Parent) **養育的な親の自我状態（母親的）**	思いやりがあり、相手を助けようとする気持ちが強い	おせっかいな傾向がある。八方美人と思われることもある
A（Adult） **大人の自我状態**	物事を理論的、客感的に捉えることができる	理屈っぽく冷たい印象を持つ
FC（Free Child） **自由な子供の自我状態**	明朗活発で楽しい人	わがままで自分勝手と思われる
AC（Adapted Child） **順応した子供の自我状態**	協調性がある。従順である	人に指示されて動き、優柔不断と思われる

第4章

看護師長に必要なコミュニケーションスキルとは何か

1 まずは、〝レベル〟を把握することから始める

◎個々のスタッフのスキルをチェックする

あなたが看護師長としての役割を職場で担うことになった時、スタッフである部下に対して、どのようにすれば目標である様々な課題をクリアすることのできる看護を実行することができるのか、きっと悩むことになるでしょう。

そこでは、一緒に働くスタッフのレベルがどこにあるのかを見極めた上で、その人に合ったコミュニケーションスキルを使って目標を達成する必要があります。

●スタッフのレベルを知る

新人看護師長として、部下を指導する立場に立つと何から始めればよいのか混乱してしまいます。

その第一段階はメンバーの実力を知ることです。実力とは、テクニカルスキルだけでなく、ノンテクニカルスキルも含めて考えてください。

①スタッフのテクニカルスキルをチェック

テクニカルスキルについては、マネジメントラダーに沿ってチェックしてください。小さな組織では、すべてのスタッフのレベルを師長一人で把握することが可能です。一方、大きな組織では看護師長一人で、スタッフそれぞれのテクニカルスキルを把握することは困難かもしれません。

しかし、看護師長はそれぞれのテクニカルスキルを把握する必要があります。なぜならば、それが師長に与えられた最も必要で重要な資産であり力だからです。

わかりやすく次頁のような表を作成し、その上でひと目見てわかるように図表にそれぞれのスキルをプロットすればよいでしょう。

そしてその図表には個人の達成目標到達点がわかるようにしておくと、より効果的です。少し面倒くさいかもしれませんが、これは師長に有効なだけでなく、スタッフ自身も自分のチームでの実力がわかり、またそのレベルアップの度合いもわかるので、励みになります。

②スタッフのノンテクニカルスキルのチェック

次にノンテクニカルスキルのレベルチェックです。

このスキルにはきちんとした基準がありません。なぜならば従来は人間性とか管理能力とか言われて、個人の資質に委ねられてきたからです。

スキル分布図

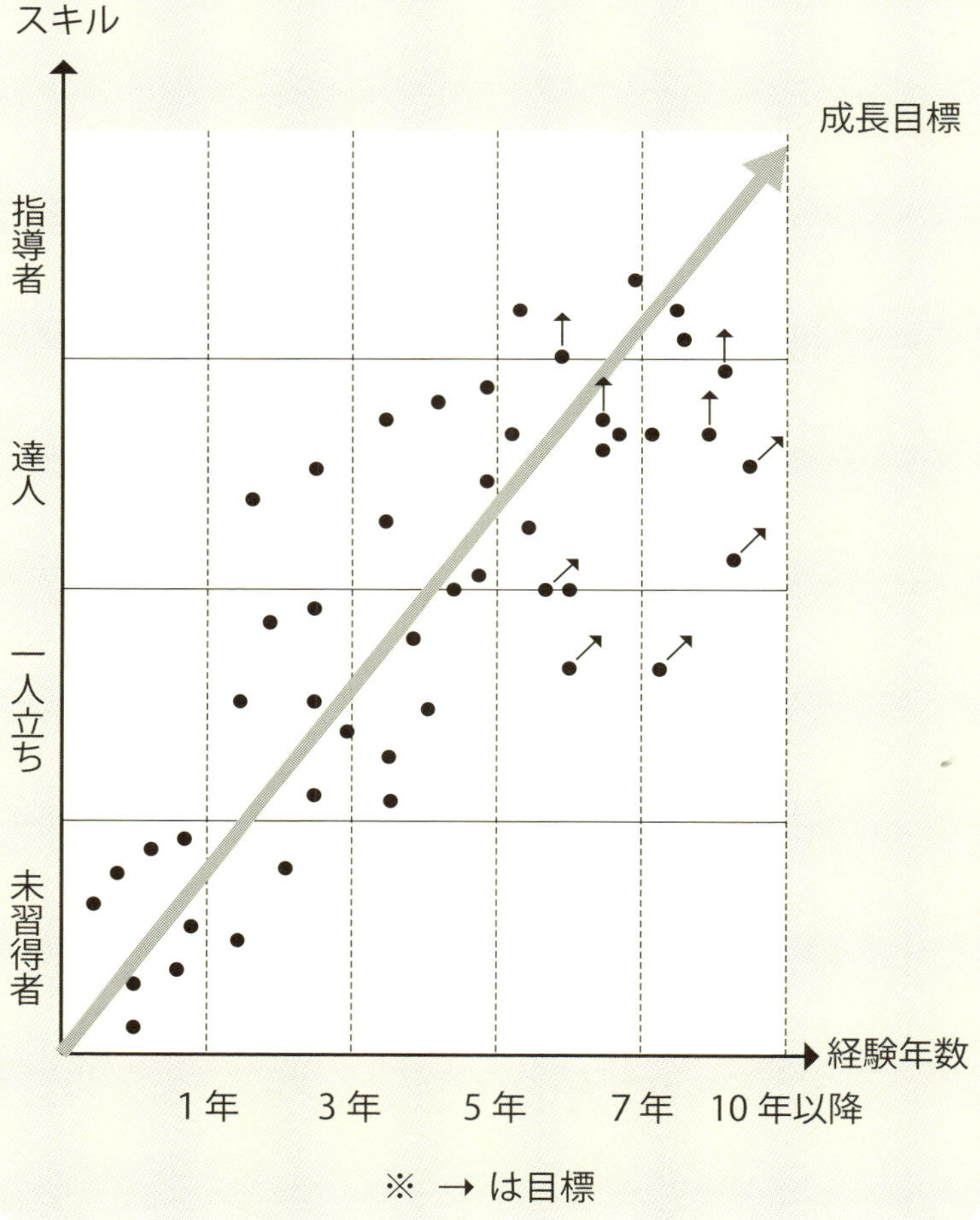
スキル
成長目標
指導者
達人
一人立ち
未習得者
経験年数
1年
3年
5年
7年
10年以降
※ → は目標

ところが、前述したように最近この分野のスキルの重要性が言われだしました。そしてこれらの能力を可視化する必要があります。ノンテクニカルスキルが重視されてきた理由には、患者との関係の変化、チームによる医療、複雑化する病院組織等が挙げられます。

さて、ノンテクニカルスキルは、コンセプチュアルスキルとヒューマンスキルに分けられることは前述しましたが、まずスタッフのポジションによって求められるものが違ってきます。特にヒューマンスキルは、判断する人によって評価が変わってきます。それぞれの人によって評価が違うのでは、評価とは言えません。

そこで筆者はこれらのノンテクニカルスキルをできるだけ可視化しなければならないと考えています。たとえば、「コミュニケーションスキル」と一口に言ってもその立場によって求められるスキルが違ってきます。可視化するためにはそれぞれのスキルを細分化しなければなりません。

従来日本人は「言わなくてもわかる」という考えが前提にあり、コミュニケーション能力は個人が当然持っているものと考えられてきました。しかし、価値観が多様化し、いろいろな世代の人と協力し合いながら、今後ますますチームとして仕事をしなければならないからこそノンテクニカルスキルの可視化は必要になってくるのです。私たちが分析した一例を次のページに紹介します。

ヒューマンスキルには、共感力、コミュニケーション力、ホスピタリティ力、コンプライア

スキルマップ（例）

コミュニケーション力	自分と相手が「意思」「感情」「思考」を共有化し、お互いに良好な関係で相互に理解できる力
コーチング力	スタッフが抱える問題に耳を傾け、その人の内発的動機づけを駆使して、自主的に問題解決に当たらせることができる
傾聴力	どんな時も人と接するときには、寛容な態度で接し、素直に相手に耳を傾け、絆を強めることができる
オープン・マインド	相手がだれであっても、自分は心を開いて受け入れることができる
ペーシング力	患者の話し方やペース、姿勢や表情などに合わて、相手に安心感を与え、問題の核心を導き出すことができる
質問力	患者の主張や考え方の核心をつかむために、効果的な質問をすることができる
把握力	患者との会話の中から、話の趣旨や要点をきちんと把握することができる
アサーション	相手のことも配慮して、その場にふさわしい方法で自己の主張を伝えることができる

ンス力の４つのファクターがあります。

まずスタッフのコミュニケーションスタイルを知る必要があります。なぜならばこのスタイルの中には、コミュニケーション力（相手の主張を的確に理解し、自分の主張もわかりやすく伝える能力）、共感する力（相手の立場や考え方を理解しようとする力）、ホスピタリティ力（相手の気持ちに寄り添い、役に立とうとする力）、コンプライアンス力（業務マニュアルやルール、規定を遵守しようとする力）の要素が入っているからです。前述しましたがアサーティブなコミュニケーションができるかどうかです。

アサーティブなコミュニケーションは、師長だけでなくすべての看護師に必要なスキルです。コミュニケーションスタイルは次頁の表のような影響を与えます。

ひとめでわかる・スタッフのスキルチェック表

コミュニケーションスタイル	傾向	感じ方
アグレッシブルスタイル	自己主張が強いために他の人の言うことを聞かない傾向にある。傾聴の姿勢ができない。	リーダーシップがあり、頼りがいのあるように思われる反面、押し付けがましく、共感力やホスピタリティ力に欠けるように感じられる。 積極的で陽気。
ノンアサーティブスタイル	自己主張があまりない。 他人の言うことを聞こうと努力している。	リーダーシップがなく頼りなく感じられる。相手のことを第一に考えようとしているので、共感力やホスピタリティ力はあると感じられる。 話しづらく、消極的に捉えられる。

2 スタッフのコミュニケーションスタイルを知る話し合いの進め方【設問カード活用】

◎どんな話し合いが必要か？　何を聞いたらいいのか？

実際アグレッシブルスタイルで話す人は、同意見の時や実力差がある時は有効な話し方ですが、意見が分かれた時や、話し相手に対して、押し付けがましく無理やり納得させられた感が残ります。

一方、ノンアサーティブスタイルの人は、よく話を聞いて自分を受け入れようとしてくれているようですが、自分の意見をあまり言わずに、むしろ押し切られるほうが多い印象を持たれています。

スタッフはどのようなコミュニケーションスタイルかを知るためには、まずスタッフとの話し合いが必須となります。

大きな組織と小さな組織では対応が違います。10人までのスタッフならば、主任、そのスタッフとあまり関係なく直接話しましょう。

ただし、スタッフがそれ以上いる場合は、主任とのインタビューが中心になり、その主任たちに自分のスタッフのインタビューをしてもらいます。その時は、「スタッフにインタビューしてください」と丸投げをするのではなく、具体的な設問を指定してください。

たとえば次のような設問カードを渡します。

この設問カードは一つの例です。

まずはスタッフの考え方を集めて知らなければなりません。あなた自身がすべてのスタッフに直接聞くことができない場合、主任がそれぞれの立場で聞くと、そのレベルがバラバラになって、結局は何もわからないことと同じになってしまいます。

設問は自分の聞きたい情報を中心にしてください。

そして必ず、専門スキルとノンテクニカルスキルについては質問してください。

設問カード

設問カード

❶ 氏名、年齢、入職年、勤務年数

❷ テクニカルスキルについて
ラダーのどの位置にいるか？短期的につけたいスキル
長期的（3～5年）でつけたいスキル、

❸ 患者さんとの対応について心がけていること

❹ あなたは共感力があると感じますか？

❺ 共感力に必要なものは何だと思いますか？たとえば笑顔とか、具体的にあげて下さい。

❻ ホスピタリティについて考えたことがありますか？どのようなものでしょうか？

❼ 5年後どのような看護師になっていたいですか？

❽ どのような病院で働きたいですか？

❾ どのようなところを改善したら、もっと働きやすい病院になると思いますか？

❿ 今年のあなたの個人目標を教えてください。

3 スタッフから報告させる際はここに注意！

◎主任の個人的印象・感想ではなく、事実を報告させるなどのルールを決める

問題は報告のさせ方です。

よくあるのは、

「Aさんはよく考えていますね。Bさんは、消極的でダメですね」

といったように、主任個人の感想から述べられる報告です。

この報告を受ける場合に注意しなければいけないことは、その個人の感情を最初に印象付けられることです。

そのために事実と違う、正確に言えば、その主任を通した事実しか伝わらずにあなたが間違った判断をする可能性があります。

報告を受ける注意事項は以下の通りです。

■報告のルール

1．事実を報告させる。（現在起こっていること、この場合は設問に対する回答）

2．その人が働いている状況（当該看護師の置かれている状況、この場合は労働環境）
3．主任の感想（事実に基づいて主任がどのように考えているか、この場合は評価）
4．主任の提案（改善提案、この場合は当該看護師の個人目標について）

このようにすれば、主任とスタッフのテクニカルスキルと、ノンテクニカルスキルの現状と達成したい個人の目標のマップができます。

このマップができると、あなたの看護師長ライフのほぼ80％方は成功すると言って良いでしょう。

4

目標設定の進め方でまず考えるべきことは〝病院の特殊性〟

◎病院としての目標と、看護部としての目標がある

さて、スタッフのスキルのレベルを把握するための、〝スキルマップ〟ができたら、次におこなうのはあなたが管理しているチームの「課題」と「目標」を決めることです。

その際に、まず考えなければいけないことは、病院という組織の特殊性です。日常は看護部の組織に所属していますが、業務の大半は医師を中心としたプロジェクトチームに属しています。

前者は病院の組織人として、後者は看護師としての専門技術を要求されます。スタッフ側からみれば、看護技術の向上は日常の業務の中で差し迫ったものであり、その目標も可視化できます。

ところが、組織人としての目標はあまりにも抽象的過ぎます。なぜならば、スタッフにとって組織人として成長することの優先順位は低く、その病院の組織人としてではなく、看護師という専門職にこそロイヤリティがあるからです。

つまり技術的な目標と組織人としての目標の両輪で一対の目標と言えます。つまり看護師としての成長と組織人としての成長の両面での人材育成が看護師長にとっての課題になります。

●病院(組織)としての目標

目標設定のワークシート（98・99頁）を見てください。

まず病院の理念、目的を記入し、看護部の目標を記入してください。

この病院の理念は「地域住人に愛される」ことと「安心して治療を受けることのできる」病院になることです。

ですから、看護部の目標は「地域住民に愛されるように患者満足度を向上させる」ことと「安心していただくための看護技術の向上」そして「地域住民とのふれあい」という3点を目標に上げました。

●あなたの職場である病棟としての目標

次にあなたの働く病棟の目標を考えます。

「地域住民とのふれあい」は単独の病棟で考えても難しいので、目標から外しましょう。

「安心していただくために看護技術の向上」についてはいろいろなことが考えられます。

「看護師一人ひとりのスキルの底上げをおこない安心して入院生活をおくってもらう」とした

場合に具体的にはどのような目標を個人に立てさせるのでしょうか？

新人、３年未満、５年、そして主任とはそれぞれの目標が違ってきます。

原則としては入職５年未満のスタッフには、ラダーに合わせたスキルの習得が課題になると思います。

またそれ以上のスタッフ、主任に関しては看護スキルのさらなる上達の目標は当然ですが、たとえば「患者さんに安心していただくための患者情報の共有の業務フローの作成と実践」「与薬事故防止のための……」といったどちらかといえば管理的な目標を設定することになると考えます。

次に「患者満足度の向上」です。

これはスキル以外の患者対応と考えて良いでしょう。

患者からよく言われることは「身だしなみ」と「言葉遣い」です。

しかし「身だしなみを良くする」「言葉遣いを良くする」と、目標に掲げてもあまり具体性がなく、劇的に良くなると期待することは難しいと思います。

目標はもっと具体的に目に見えるようにしなければなりません。簡単そうに見えて非常に難しい永遠の課題かもしれません。

看護師長であるあなたは、主任達に「なぜできないのだろう？」と聞くのではなく「どうして身だしなみを良くしなければならないのだろう?」「なぜ言葉遣いを良くしなければならないのだろう?」という形で疑問を投げかけてください。

疑問は「どうしてできないの?」ではなくて「なぜ必要なのか?」ということを考えて、そして「どうすればできると思う?」という聞き方が効果的です。

「なぜできないのか?」と聞くと、できない理由がたくさん出てきて、それこそハードルがどんどん高くなり本当にできなくなります。

いろいろな意見が出てくると思います。

わかりきったことから突拍子もない意見までを、一つひとつ聞きながらひとつの方向に決めるのが、看護師長、あなたの役割なのです。

本書では便宜的に「患者さんが安心して入院生活をおくるための当病棟での理想の看護師像を具体的に共有し、それをめざす」ということにします。

この目標は具体的でしょうか?

あなたは、あなたの病院、病棟で望む看護師像を具体的に描くことができますか?

単なる看護師像ではなく、自分が所属している病院の看護師像です。

ここで例として挙げた病院の場合だと「地域住民に愛されて、安心して治療が受けられるための看護師像」です。

作成者氏名	花井　和子	作成日	201○年 3 月 10 日
看護部の目標	1　地域住民に愛されるように患者満足度を向上させる。 2　安心していただくための看護技術の向上。 3　地域住民とのふれあい。		

4　月	5　月	6　月	7　月	8　月	9　月	10　月

自分の目標なので詳しく記載する。
※別紙に詳細に記入することも可能。

主任に任せるので実施してほしい行動の方向性が分かる表現をする。

年度目標管理シート（師長用・記入例）

病棟名	5階東病棟
病院の目的	地域の住民に愛され、安心治療を受けることのできる病院をめざす。
病棟の目的	1－①　○月までに患者の不満をその場で聞くことのできる体制づくりをする。 1－①　○月までに患者情報の共有のための業務フローを作成し、実践をする。 1－②　患者の予薬事故を防止するために医療安全報告書を分析し、レベル○を今年度%……」

No.	担当者	具体的活動計画
1—①	花井	患者の不満等を聞くための検討会運営
		不平不満報告書の提出の義務化
		クレーム初期対応の勉強会の実施
		病棟内での不平不満報告書の提出状況の把握
		不平不満報告書分析と課題の抽出
		病棟内での不平不満の体制を定着させるために3か月ごとに病棟内で発表を行う。
1—②	山田主任	患者情報を共有するための業務フローの作成
		作成した業務フローの検証
		業務フローの完全実施

それを話し合い、たとえば、入職3年目、5年目、主任、看護師長の理想像を描きます。

本章の冒頭で述べた、ノンテクニカルスキルをそれぞれに分解し、具体的に落とし込みながら、ホスピタリティ、コミュニケーション、共感、コンプライアンスの要素を具体的に出していくのです。

そこで初めてめざすものが明確になるのです。あとは、今の自分とちょっと背伸びした理想像とのギャップを明確にすれば、各人の目標、主任の目標は明確になってくるはずです。

以上は、目標を明確にするという看護師長の最も必要なリーダーシップの要素の例です。

5 目標設定を進めるには、まず「責任者」を決める

◎目標ごとに責任者を決めて、それに参加するスタッフを選定する

スタッフの仕事は、自分が与えられたシーンでスキルを最大限に発揮することにありますが、リーダーは、スタッフの特性をよく観察し、よく知ることと、それぞれの特性をうまく組み合わせて、組織の目標達成に導くことにあります。

実際、看護スキルの高い人ほど、自分が直接患者に対して接したほうが完璧だし、患者さんのためになると信じている人が多くいます。

確かに看護スキルの優れた看護師に看護されたほうが、患者にとっても良いことですし、安心です。

しかし、「できるだけ他の看護師に患者を任せる体制」を取る必要があります。

なぜならば、看護はチームでおこなっており、その人が24時間続けて勤務できるわけではないのです。むしろスタッフのスキルを高めたほうが、一人のスーパー看護師がいるよりも結局は患者のためにも良いことだと思います。

そうするとスタッフそれぞれの適性やスキルを把握し、仕事の分担をしていかなければなり

ません。

●目標ごとに責任者を決める

目標ごとに責任者を決めて、それに参加するスタッフを決定します。全員が何かのプロジェクトに参加するようにしてください。その結果、病棟として看護師のレベルの底上げが可能になるのです。

そのプロジェクトの中で、具体的に何をすれば目標に達成するかという項目を挙げ、その項目ごとに責任者を決めます。そしてその人に具体的な活動計画を立案してもらうことになります。

6 タイムスケジュールを作成し、「途中経過」を確認する

◎常に進捗状況を把握するくせをつける

そして、その次は「いつまでにするか」を決めてください。

これは、目標管理にとって重要なポイントです。

項目ごとにいつまでに何をするということをはっきり決めておかないと目標の達成が不可能になるからです。

業務がタイムスケジュール通りに進んでいるかどうか絶えず確認しなければなりません。タイムスケジュールの最後のほうでバタバタして、結局中途半端なものになってしまった、あるいはできなかったという例も多く見受けられます。

そんな時に限って、納期ぎりぎりまで、リーダーが進捗状況を確認していないのです。

スタッフから見れば、日常業務にプラスされたいわゆる付加された業務なのです。悪気がなくても忙しいので、後回しにされる傾向があります。

筆者の場合で言いますと、1週間に1回の割合で、

作成者氏名	山田　詩織	作成日	201○年 3 月 15 日
看護部の目標	1　患者の不満を吸収し、病棟における看護の質を向上させる。 2　患者の安全を向上するために看護技術の向上をさせる。		
目標	1－①　患者情報の共有のための業務フローの作成および運用。		

	4　月	5　月	6　月	7　月	8　月	9　月	10　月

年度目標管理シート（主任用）

病棟名	5階東病棟
病院の目的	地域の住民に愛され、安心できる病院をめざす。
病棟の目的	1−① ○月までに患者の不満をその場で聞くことのできる体制づくりをする。 1−① ○月までに患者情報の共有のための業務フローを作成し、実践をする。 1−② 患者の予薬事故を防止するために医療安全報告書を分析し、レベル○を今年度%……」

No.	担当者	具体的活動計画
1—①	山田主任	プロジェクトチーム編成と委員会の実施
	山田主任	現状の把握
	田中	患者情報未共有で原因で発生した事故及びヒヤリハット事例の収集
	田中、東	問題点と改善策の検討
	東	改善案を委員会に提出
	田中	病棟の1チームのみ改善案の実施
	田中・東	改善案の検証
	山田主任	業務フローの完成を病棟に発表
	田中	新業務フローの実施を推進する
	山田主任	委員会において新フローで実施しているかどうかを主任会で定期的に報告してもらう

「あれどこまで進んでいる?」

と聞く(確認する)ようにしています。

立ち話でも良いのです。その時はたいてい「まだです。来週打合わせすることになっています」とか、「今まとめています」という返事が返ってきます。

その際、「来週、いつどんなことするの?」と尋ねたり「どんなことをまとめているの?」と必ず一言加えます。

そして、1週間くらいしてまた同じこと聞きます。また同じような回答が返ってきます。2、3度繰り返したあと「ちょっと中間報告してくれる? 5分でいいから」と言います。もちろん期限前にです。スタッフはうるさいと感じるようですがその反面、自分たちのプロジェクトをリーダーが気にかけていることを知ることになります。

スタッフにとってリーダーが自分たちの仕事に対して気にかけてくれていると感じるのは、煩わしいと思う反面、やる気も出てきます。そのやる気を引き出す必要があります。そのための声がけです。マメな確認が仕事の質とスピードを上げます。

もちろん声をかけるときは、「ご苦労様、忙しいところ悪いですね」とねぎらいの言葉を一言加えてください。

7 なぜ、スタッフの能力に応じた教え方・話し方をする必要があるのか

◎これから求められるのは、看護技術の向上と組織人としての育成のバランスだ

さて、実際に目標を設定する際には、スタッフの能力を把握し、それに応じて目標を設定し、方向づけをおこなうためにも、スタッフにインタビューしなければなりません。

人の成長には段階があります。

最近の傾向はその人に考えさせ、自分から結論が出るように誘導するというコーチングの手法が利用されています。確かに有効な手段であり、看護師のあなたはひとつのスキルとして習得しなければならない重要なものです。しかし、入職2、3年目までのスタッフに関して言えば、あまり有効なツールではないと考えています。

特に組織人としての育成も今後は考えていかなければなりません。看護技術向上と組織人としての自覚の両輪をバランスよく育てていくには、成長度合いに応じた指導方法が必要になります。それについて見ていきましょう。

8 スタッフの自立度合に応じた話し方・教え方はここに注意しよう

◎4つの段階に応じて、ティーチングとコーチングを使い分ける

人が自立できるまでには、いろいろな段階があります。その階層に応じた話し方をしなければなりません。

●第1段階……具体的な指示が必要

第1段階では、指示を受ける本人の中にその仕事に対して経験、知識がない状態です。問題を解決するために「こうしろ」「ああしろ」と具体的に指示することになります。

この段階で、あなたはどのように思う、と質問して問題を解決させようとしても混乱させるだけになります。

コーチングが良いと言われても、この時点では難しいでしょう。

また、この時期に組織人としての考え方の基礎を身につけていく必要があります。

単に患者との対応だけでなく、病院の理念、考え方を教えて、「当院ではこのように考えている。それに沿って患者対応やスキルの向上をしなければならな

ティーチングとコーチング

段階	状況	かかわり方	コミュニケーションスキル
第1段階	他の人に依存していて自分で解決ができない	具体的に指示を出します	ティーチング
第2段階	少しは、自分で解決できる	助言をします	
第3段階	だいたい自分で解決できる	指示、コーチングをします	コーチング
第4段階	完全に自分で解決できる	具体的に指示を出します	

いのです。そのためには具体的に……」

と話すことにより、本人も自分も目標をしっかりと把握でき、かつ看護師として、また社会人、組織人としての考え方が身につくと思います。

●第2段階……自主性を重視して、助言する。考えさせて成長させる

第2段階では、本人の自主性を重んじて、「こうしては、どうかな?」「ああしては、いかがでしょうか?」と助言します。

この段階は入職2、3年目位です。仕事にも組織にも慣れはじめ、色々と疑問を持つ時期に突入します。その時期に頭ごなしに指示を出しても逆効果になる可能性が高いです。

しかし、本人に考えさせることも大切ですが、

「なぜそうしたのか?」

「どうしてこれをしなければならないのか?」

という理由を考えさせながら指導していく段階と考えます。

●第3段階……「あなたなら、どう考える?」と導いていく

第3段階では、「あなたは、どのようにしますか?」「どのように考えられますか?」と本人の自己決定を促します。入職5年くらいでしょうか? 独り立ちの一歩手前です。

その人の考えに対して、良い点、足りない点を指摘しながら、自分たちの考えている方向に結論を導いていくのです。いわゆるコーチング手法が最も効果的な段階です。

●第４段階……大きなテーマを与えて具体的な対応を考えてもらう

第４段階では、自己解決できる状態ですから一人前の看護師として、組織人として仕事をこなすことができます。

つまり主任、係長レベルです。

本人の状況に合わせてかかわる必要がありますが、原則的には大きなテーマを与え、それに対してどのように対応するかを具体的に考えてもらう段階です。

このレベルのスタッフに対しては、まずあなたの考え方を詳しく伝えてください。

そしてそれに対してどのように考えているかをよく聞き、自分の考え方との違いを明確にしておくことです。

その上で、病棟運営について協力を乞う必要があります。

さらに「どんなに話し合ってもあなたと私の意見が違う場合があるかもしれません。その時は大変申し訳ないけれど、私の方針に協力してほしいの。私が責任を取りますから」と釘を刺しておく必要があります。なぜなら、組織で最も悪いのは、リーダーが２人いるようにスタッフから見えることだからです。

9 スタッフの評価とインセンティブの関係をどう考えたらいいのか

◎医療機関では、評価とインセンティブの関係があいまいになっている場合が多い

一般企業では、目標管理と査定はリンクしています。

だからこそ評価の対象となっています。

ところが医療機関では査定の対象にはなっておらず、また看護師長に人事権もないことからあいまいなものになっている医療機関が多いようです。

実際に医療機関では一般企業のように数字で管理されているところは少ないようです。

ましてや看護師は、医師の指示に従って患者に対して看護業務をしており数字とはかけ離れた世界で仕事をしています。

また、医療従事者、特に看護師はテクニカルスキルを上げること自体には何の抵抗もなく、インセンティブの必要性も感じていないのではないかと思います。

むしろインセンティブを前面に押し出すことについては、嫌悪感を持つ人が多いのかもしれません。

「私たちはお金が目的でやっているのではない」ということかもしれません。

しかし、今まで見てきたように、テクニカルスキルだけが今日の看護業務の全体ではなく、それを提供するヒューマンスキル、コンセプチュアルスキルをトータルしての看護業務なのです。

一般企業の場合は、そのすべての要素を数字（売上げや利益）で評価し、その評価に従ってインセンティブ（昇給やボーナス等）を出します。そのことがスタッフのモチベーションアップの一つの手段になります。では、高い評価を受けて医療従事者は、何をもってインセンティブとすべきなのでしょうか？

●インセンティブとは何か

そもそもインセンティブとは何でしょうか？
インセンティブとは人や組織のモチベーションを誘引するものを言います。
代表的なものに、
①金銭的報償
②社会的評価
③自己実現の場
の３つがあります。

①金銭的報償

具体的・定量的でわかりやすいため、組織でよく用いられます。不足すると不満を持ちますが、あるレベルを超えるとモチベーションを高める効果が薄れる特徴があります。

②社会的評価

地位や権限、名誉をさします。たとえば、ある業務で高く評価されると、前向きな姿勢が強まることがあります。

上司のちょっとした褒め言葉や周りの仲間から認められることにより、組織への帰属意識が高まる可能性があります。

③自己実現の場

自分の理想に近づくための機会や環境をさします。

多くの人は「なりたい自分」像を持っています。その理想像に近づく可能性が与えられたとき、その人のモチベーションは高まります。

では、あなたの病棟での場合を想定してインセンティブについて考えてみましょう。

まず、目標管理制度を導入し、「具体的な目標」つまり「なりたい自分」を明確にすることにより、③の自己実現の場が与えられたことになります。

行動計画に沿って目標に到達した場合、当然スタッフは師長であるあなたから褒められることになります。

もちろんそれでも前向きになりますが、それではモチベーションの上がり方も少なく、長続きしないでしょう。

だからこそ一般企業は金銭的報酬をつけているのです。それでは金銭的報酬ができない医療機関ではどのようにすればよいのでしょうか？


そもそも給与やインセンティブは不足していればやる気をなくしますが、多ければ良いというものではありません。昇給や金銭的インセンティブは確かにもらった時はうれしいですが、その気持ちはあまり長続きしません。

むしろ、組織に自分は必要とされている、認められているという気持ちや自己実現ができたことにより、さらなる上の目標に向かう意識こそ、モチベーションの向上の要因として長続きします。

モチベーションを高めるためには、目標を達成した職員に対しては、②の社会的評価を組織として派手におこなうことだと思います。

たとえば、理事長、院長との食事会、表彰式、院内掲示等々ある一定基準に到達したスタッフ、チームについていろいろな手段で祝福すべきです。

患者に知らせることも有効な手段です。

たとえば、成績優秀者や特別な資格取得者を院内に掲示し患者にも知らせることも有効と思われます。

病院が職員の教育や患者対応に力を入れていることを情報開示することは、患者が安心感を覚え信頼感を持つようになります。

また優秀な個人や所属チームの名前を発表することにより、その人のモチベーションだけでなく、患者との絆を深めることも可能になります。

その結果、①の金銭的報酬以上の効果が生まれ、継続的な目標管理が実現できると思われます。

10 スタッフの仕事の分担について

◎スタッフの特性を把握し、組み合わせによって目標達成のための力を引き出す

看護スキルの高いリーダーが陥りがちな落とし穴には、「自分ができるのに他の人ができないのは不思議だ」というものがあります。

前述しましたが、「名選手、必ずしも名監督にならず」という言葉を思い出してください。この言葉は、元巨人の長嶋さんが監督に就任した時によく話題にされた言葉です。長嶋さんは現役時代、選手として天才的な野球技術を持ち、巨人の4番バッターとして活躍しました。しかし、現役引退後監督になった1年目に、なんと巨人は最下位になってしまったのです。

その後、自分と同じようなスーパー選手を集めて、(監督トータル15シーズン日本一2回、リーグ優勝5回)という実績を残しますが、絶えず監督交代論が出たりして、選手時代の輝きには到底及ばないものでした。

このことは、リーダーの役割とスタッフの役割は違うということを物語っています。スタッフに仕事をまかせて、最高の成果を上げるためには、スタッフ個人個人のスキルレベルを把握

した上で、適材適所にスタッフを配置して、仕事を分担していく必要があるのです。

第5章

実際にリーダーシップをとる際に大切なこと【実践トレーニング編】

1 「あしたからリーダーをやれ！」と言われたときに必要なこと

◎リーダーシップを発揮する際に必要となる6つの能力

看護の現場では、チームで仕事をすることは当たり前ですが、チームをうまく活動させるためにはそのチームをまとめる役割が必要です。

しかし、チームをまとめるのは、なかなか至難の業です。

ホームページやツイッターなどを検索してみると、初めて主任・リーダーの役割を担った人たちの悩みが記載されています。

その中身を読むと「突然、リーダーをやれと言われ、方法などは一切教えてもらえず、まずはやってみて」という無責任な〝丸投げ〟のやり方に戸惑っている想いがつづられています。

おそらく何の準備もないまま未知なる世界へと踏み出すことになるわけですから、とても不安で、恐怖感でいっぱいなのかもしれません。

そんな不安や恐怖を抱いたまま仕事を続けることはできないでしょう。

まずは、リーダーシップを取るということはどんなことなのかを理解することから始める必要があります。

前述しましたが、リーダーシップを取るということは、「組織の理念に基づいて、具体的で意味のある目標を設定し、その目標を達成するための体制を整え、スタッフのモチベーションを高め課題を解決させる行動をとる」ことです。では、そのような行動をとるために必要な大切なことが二つあります。

●一つ目は、自分がまとめるべきスタッフを尊重し、そのスタッフを教育することです。

●二つ目は、患者を理解し、看護業務をスムーズに遂行するために患者を理解し、患者スタッフとのコミュニケーションを十分にはかることです。

具体的には、どのような能力が必要なのでしょうか。私たちは、組織のリーダーになってマネジメントを任された人たちから何に困っているのかをアンケートをとりました。

いろいろな意見がありましたが、それらをまとめると次のような6つの能力が必要ではないかと考えています。次項から一つずつ見ていきましょう。

①共感基礎力
②コミュニケーション力
③ホスピタリティ力
④計画組織力
⑤コンプライアンス力
⑥リーダーシップ力

2 共感基礎力・スキルアップトレーニング

◎リーダーに必要な対人関係に配慮する能力

社会生活を営む上で最も基本的な対人関係に対して配慮するための知識や行動する力です。代表的な能力として接遇とかマナーといった能力です。

★試してみよう！

【事例1】

患者に対する敬語の使い方として、不適切なものを一つ選んでください。

①敬語とは、話し手同士の人間関係を示す言葉である。
②敬語は、話している相手の社会的地位や立場を考えて使うべきである。
③未知の人と話す時は、相手が年下であっても敬語を使って話したほうがよい。
④病院のスタッフ同士の間では、敬語を使う必要はない。

【適切な対応法と解説】

いかがでしょう。

敬語の基本的な知識や使い方について知っていれば、不適切な対応はどれかわかっていただけると思います。

不適切なものは④です。病院のスタッフ同士であったとしても、仕事、ビジネスの場では敬語を使うのは当たり前です。

相手のことを尊重するという基本的な考え方に基づけば迷うことはないはずです。

3 コミュニケーション力・スキルアップトレーニング

◎人との信頼関係を築くための基本的な力

職場におけるスタッフや患者との良好な信頼関係を構築するために必要なコミュニケーションの知識とスキルです。

代表的なものには、相手の立場に立ちながら話を聞ける傾聴力や、理解しにくい専門的な事柄について理解しやすいように伝えるプレゼンテーション力などの能力が挙げられます。

★試してみよう！

【事例2】

ある患者が次々と質問をしてきて、このままではいつまでたっても話が終わりそうにありません。看護師は次の予定が入っていて気が気ではありません。その時の対応として、適切なものを一つ選んでください。

①患者の話は最後まで聞く必要があるので、どんなに時間が延びても話を聞き続けるよう

にする。
②話の最中に時計を見たり、きょろきょろしたりして、患者に時間がないことを気づかせるようにする。
③話のタイミングをみて、「今日の○○時からでよければ、また詳しくお話を伺うことができますが……」と提案をして、中断していただくようにする。
④「ごめんなさいね。他の患者さんのところも行かなければならないので……」と言って、適当なところで話を中断する。

【適切な対応法と解説】


日常の業務中で上記のような状況に遭遇したことはありませんか。

話を聞くということが大切であることは、十分理解していますがなかなか現実には、難しい対応です。

このような場合の対応は、③が適切です。

今の現状を患者さんに伝えて、患者さんの話については、必ず聞きたいという意思を示しています。

4 ホスピタリティ力・スキルアップトレーニング

◎相手の立場に立って行動ができる能力

ホスピタリティ力とは、患者さんの立場に立った視点で行動できる能力です。具体的には、患者さんにとって今最優先されている要望や希望に沿えるよう考えて行動できるかどうかです。

ただし、その際、行動する内容が組織として制限される場合には、どのようにすれば実現できるかを考えることのできる力です。

★試してみよう！

【事例3】

次の文章は患者への配慮について述べたものですが、その中で最も適切なものを一つ選んでください。

①どの患者に対しても、同じレベルの心くばりをしている。

②上司から指示された時にのみ、患者に心くばりをしている。
③一人ひとりの患者に対して、それぞれの琴線に触れるような心くばりをしている。
④患者の様子を見て、自分の主観的判断で心くばりをしている。

【適切な対応法と解説】

適切な対応は③です。
ホスピタリティ力とは、患者の視点でどのように対応するべきなのかを考えて行動できることです。

5 計画組織力・スキルアップトレーニング

◎組織の資源を最大限に活用する能力

組織の資源である人、モノ、金、情報を活用できる能力です。

自分が所属している組織の目標を達成するために、必要な資源を他部署や上司との間で調整をおこない、スタッフが行動できるよう計画し環境を整える力です。

★試してみよう！

【事例4】

病院の理念や目的に関する説明の中で、不適切と思われる考え方を一つ選択してください。

①医療従事者の存在理由は、患者の疾病を治すことだから、病院の理念とは直接関係がない。

②病院の理念を達成するために、各科ごとに具体的な行動計画を立てなければならない。

③理念は病院のめざす方向性を意味しているので、医療従事者はそれをよく意識して行動すべきである。
④理念や目的をみんなが共有すると、自分の所属している組織に対してロイヤリティ（忠誠心）を持つようになる。

【適切な対応法と解説】

病院の理念や目的についての考え方、を理解しているかどうかについての質問です。不適切な考え方は①です。

患者の疾病を治すことは病院の理念に密接に関係しています。

患者さんにどのようになってもらいたいのか、患者さんにどのように役立つ存在なのかが病院の理念と関係していなければ、医療従事者としてどのように行動すればよいのか個人的判断になってしまいます。

6 コンプライアンス力・スキルアップトレーニング

◎院内で起こるリスクを回避するルールをつくり、リスク回避の手立てを実行する能力

院内規程・マニュアル・医療人としての倫理・社会貢献の遵守、さらに組織で起こり得るリスクを回避するために、どういうルールを設定していくか、どのように運用していくかを考え、その環境の整備ができる力です。

★試してみよう！

【事例5】

最近、病棟では電子カルテ化にともないシステムの操作や業務手順が変わり、業務が滞っているためスタッフに若干の残業をしてほしいため、手伝ってほしい旨を依頼した。あなたの対応として適切であると思われるものを選んでください。

①「少しの残業でしたら大丈夫です」と言ってくれたので、最近残業が続いているスタッフだが2時間くらいなのでお願いした。

②勤務シフトや状況を確認して、あるスタッフに「残業を明日2時間してほしい」と前の日に依頼をした。
③みんなで残業すればすぐすむと思ったので、一人30分くらいだからと言って夕方に全員に依頼した。
④業務が滞っていることはいつもスタッフがうまく処理してくれているので、いつも残業などの依頼をしていない。

←

【適切な対応法と解説】

こんな状況になったことはありませんか。なかなか残業指示をするのは、職務上多忙であるスタッフに依頼することは心苦しいものです。

しかし、業務の遂行に責任のあるリーダーはやはり残業の指示を出す必要があります。いつでも残業をしなければ業務が終了しないことは、別の問題があるのでここでは取り上げませんが、早急に解決しなければならないことは確かです。

さて、今回の適切な対応法は②です。なかには、経験上①を選択した方もいるのではないでしょうか。

リーダーであるあなたは、ついつい頼みやすいスタッフに業務を依頼しがちです。しかし、このスタッフは最近残業が続いているわけですから、このスタッフの健康管理上から配慮する必要があります。

つまり、申し出があったとしても「ありがとう」と言って、「あなたの申し出はとてもうれしいわ。でもここのところ残業が続いているので、あなたの健康が心配だから今日は早く帰って。緊急なことがあれば、お願いしないといけない時があるからその時はお願いね」と労務管理上の理由から断る視点が必要です。

7 リーダーシップ力・スキルアップトレーニング

◎目標を設定し、達成のために計画を立て、スタッフをまとめ、行動する能力

組織の理念に基づいて、具体的で意味のある目標を設定し、スタッフが行動できるよう様々な問題を解決するための問題解決力、分析力、情報収集力等です。

★試してみよう!

【事例6】

手術前のカンファレンスの際に、看護師は主治医の部長の方針に納得がいかないようです。他のスタッフは黙ったままで質問しにくい状況です。そのときの対応として最も適切なものを選択してください。

①みんなと同じように黙っている。
②もし自分が間違っているといけないので、黙って我慢をする。
③部長の話が終了してからほかの人に尋ねる。

④部長の方針といえども、わからないことはすぐ質問をし、納得しておく。

←

【適切な対応法と解説】

適切なのは④です。なかなか上司である部長に対して質問をしづらい場面です。しかし、なぜ質問できないのかを考える必要があります。

人は、納得していないことを行動に起こすことはできません。なぜならば、納得していないということはやりたくないと思っているからです。

上司といえども、全員に理解させ納得させることは難しいものです。自分から納得できないことはきちんと質問して、納得することで業務を遂行する行動がスムーズに起こせますし、また言われたことはもちろんですが、その行動の先についても準備ができます。

第6章

実践リーダーシップ！
目標設定の進め方

1 目標設定をする前にまず〝組織〟とは何かを理解しておこう

◎組織には、共通目的・貢献意欲・コミュニケーションの3つの要素がある

リーダーは、組織の目的を達成するためには、具体的で意味のある目標を設定する必要があります。

しかし、初めてリーダーになったあなたは、どのように目標を立てたらいいのかと途方にくれていませんか。

●目標設定をするには組織という概念が重要

前述しましたが、リーダーは、組織の目的を達成するために行動します。

目標設定をおこなうためには、その「組織」の概念を理解している必要があります。

近代組織論の創始者と言われるチェスター・バーナード（米国1886年〜1961年）によって唱えられた組織論によると、

「組織とは、二人以上の人々の意識的に調整された諸活動およびシステム」

と述べています。つまり、複数の人間が意図を持って集まり、意識的に活動するものが組織

組織の基本要素

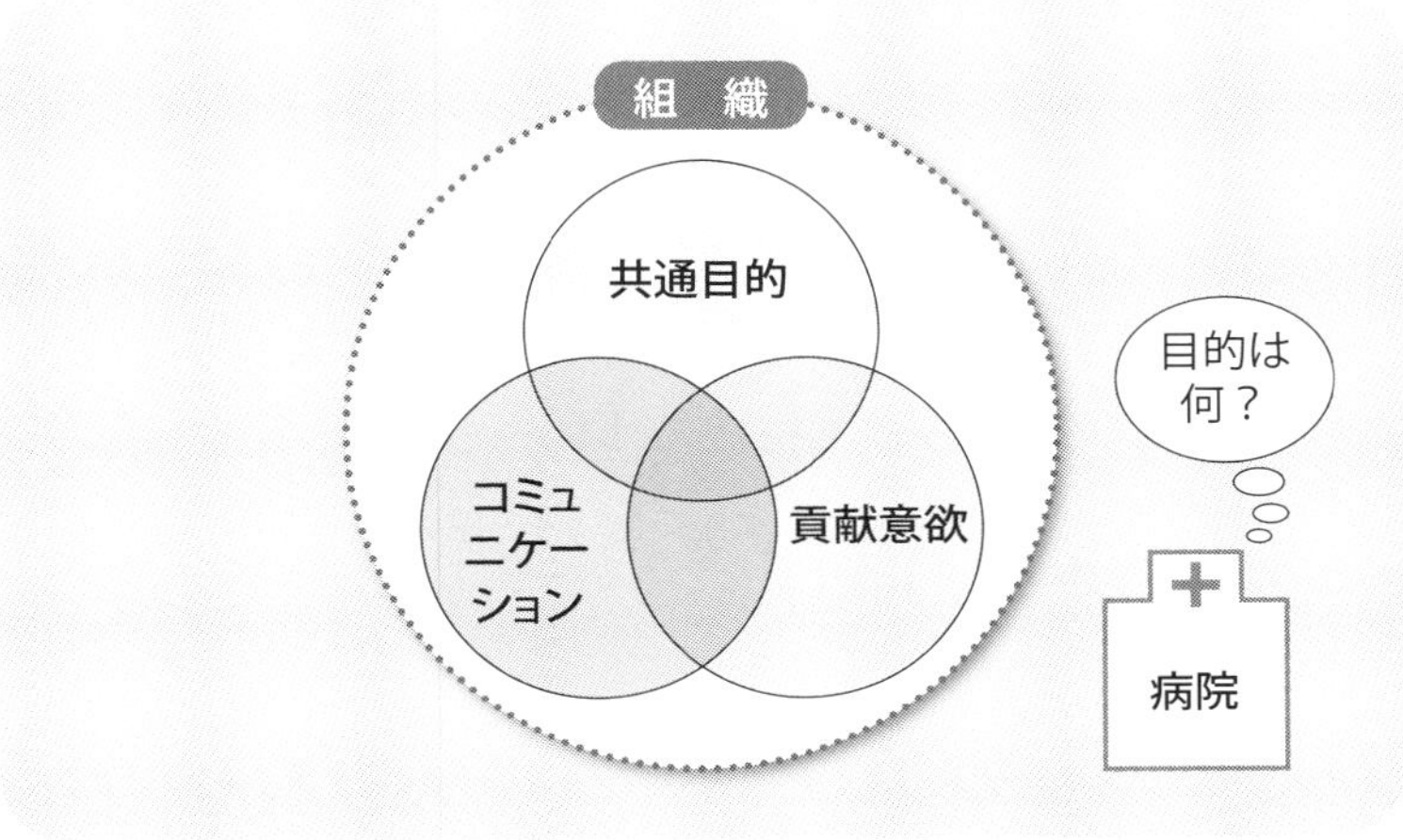

です。

その組織には、次のような3つの要素があります。

■組織の3つの基本要素

①共通目的
②貢献意欲
③コミュニケーション

組織には共通する目的があり、組織メンバーは自らの能力に応じて組織に貢献する意欲を持ちながら、お互いに緊密なコミュニケーションをとることによって成立します。

2 目標を達成するための4つの原則

◎【専門化】【権限・責任一致】【統制範囲】【指揮・命令統一性】

組織の目標を達成するための基本原則として次の4つが挙げられます。

①専門化の原則……目標達成のための必要な職務を分業し専門化することで効率が高まり、同一個人への職務の割当は、同種類、同一目的のものが望ましいが、一人二役、三役の場合もある。

②権限・責任一致の原則……担当する職務の権限の大きさは責任と一致しなければいけない。

③統制範囲の原則……一人の管理者が直接、効果的かつ合理的に管理できる人数の範囲は限られている。一般的には、10人程度と言われるが、業務内容や人員の配置の状況によって異なる。

④指揮・命令統一性の原則（one man one boss の原則）……直属の上司は、一人であるべき。二人以上から命令を受けるべきではない。緊急時などで直属の上司以外から命令を出した場合は、命令を出した上司は直属の上司に連絡し、了解を求める。

組織の目標達成のための4つの原則

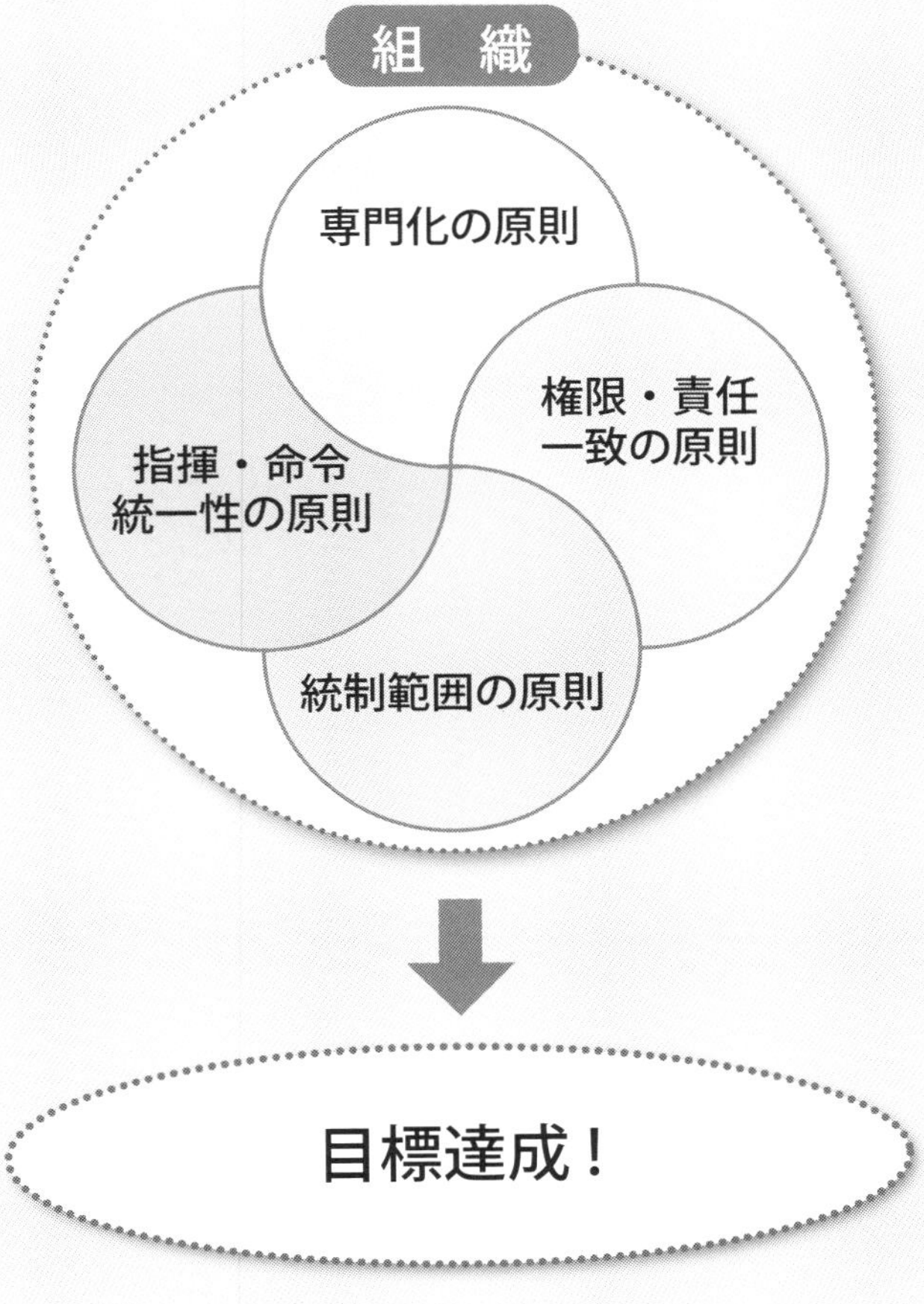

【実践・目標設定の進め方1】

3 患者満足度向上を進めることになりました。組織図を作成してみましょう!

◎あなたが病院の最高責任者と仮定して、利用者満足度向上委員会を構成!

患者満足度の調査をした結果、患者の満足度向上をしなければいけないという結果になりました。

あなたは、この施設(病院)の最高責任者です。

最高責任者として、患者満足度向上のための委員会組織を構成してください。次ページの「患者満足度向上委員会」の組織図を参考にしてください。

実践・目標設定の進め方１

患者満足度の向上のため患者満足度向上委員会を作る

「参考例：患者満足度向上委員会の組織図」

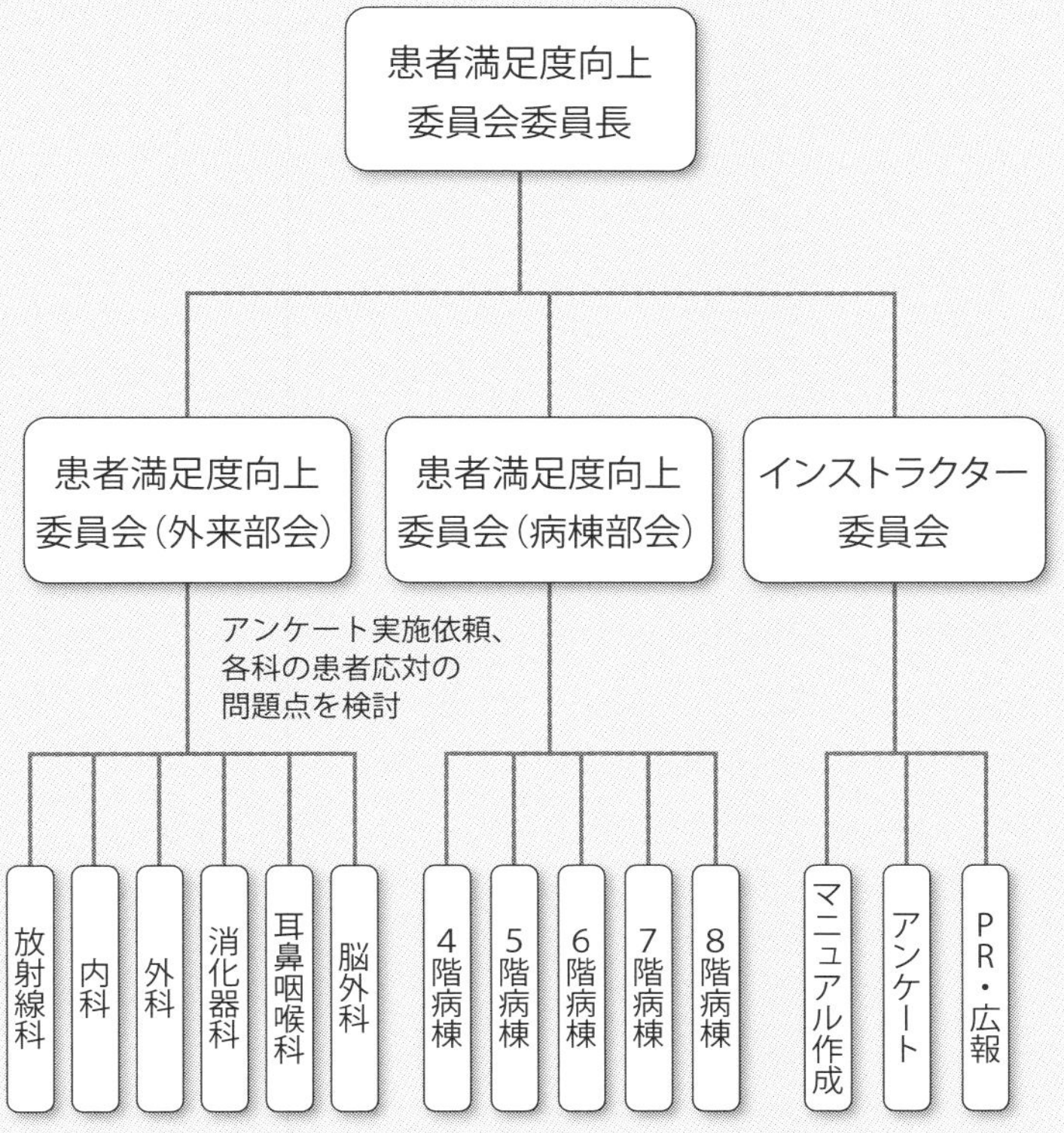

4 【実践・目標設定の進め方2】目的と目標の違いを理解して目標を考える

◎目標を実現するために、どんな目標を設定するか

目標は必ず、組織の上位から部門、そして職員へと連鎖するものです。

たとえばですが、上位の目標はリハビリを充実したいと立てているのに対して、当のリハビリ部門はそのための目標が設定されていないとすると、その組織はそれぞれが違う方向性で仕事をすることになります。

これでは、目標が「上位↓部門↓職員」へと連鎖されていません。

●目的と目標の違い

目標を設定するためには、まずは、組織の目的を理解する必要があります。

【目的】

目的とは「その組織が成し遂げようと意図してめざす事柄」です。

医療機関であれば、「病院の理念」として掲げられているものです。

たとえば「利用者に対して、人生の喜びや幸せを感じてもらえるよう生活支援をおこなえる介護を実践します。」といったものです。すべてを暗記して覚えてほしいということではなく、組織としてはどういった方向性をもって運営されているか自分の言葉で理解してほしいと思います。

【目標】

目標とは、「目的を達成するために設けた目印」です。

「私たちの病院は、地域住民と一緒に健康を守るための医療を実行いたします」を目的として掲げていることを実現させるために、看護部として、「当院の患者満足を向上させるために、今年度は現状を把握できる体制づくりをし、評価をおこなう」という目標を設定した場合、看護部のある病棟代表である看護師長はどのような目標を設定したらよいかを考えます。

【実践・目標設定の進め方3】

5 必ず実現させる目標を設定するための3つの視点

◎あいまいにするな・現状の視点を持て・情熱を持たずして達成は不可能だ！

人は、新しいことを始めるとき、ゴールつまり目標がイメージできないと不安になります。目標が明確であれば、行動を起こしやすくなります。

目標を設定する場合、次の3つの視点が必要です。

①設定をあいまいにするな！

目標の設定があいまいだと、この後作成する行動計画を作成することができません。目標は、「SMART」で作成しましょう。

S＝Specific………具体的であること。

M＝Measurable …計測可能、あるいは検証可能であること。

A＝Achievable……達成可能であり、努力を要するものであること。

R＝Relevant………その目標達成は目的を達成するために意味があること。

T＝Time-bound …期限があること。

②現状の視点を持て！

もう一点は、目標を設定する場合に重要なことは、現状の視点を持って設定します。前項の看護部の目標が「当院の患者満足を向上させるために、今年度は現状を把握できる体制づくりをし、評価をおこなう」の場合を検証してみましょう。

【看護部の目標を検証】

目標「当院の患者満足を向上させるために、今年度末までに現状を把握できる体制づくりをし、評価をおこなう」

S	具体的か	体制づくりと評価をおこなう
M	計測可能か	体制づくりができたかどうか。評価をおこない、どのような結果になったか。
A	達成可能か	病院としての意思ですから、体制づくりのバックアップを得ることができる
R	意味があるか	患者満足度の向上は地域住民にとって健康を守ってくれるかどうかの医療サービスを評価するものである
T	期限があるか	今年度末まで
現状の視点		現状は体制も評価もしてない

③「passion」…情熱を持って望め！

私は、この目標を達成することがその組織にとってとても重要であるという熱い情熱が必要です。

思いのない目標は、達成したらどんなことがスタッフや組織、患者さんに対してどのような良い状態になるのかを考えていないことになります。

目標達成をするためには、現状の自分達より少し努力が必要であるため、困難な事柄で行動しなければならない局面も出てくるはずです。

このことを乗り越えさせるためにも、なぜ必要なのかを情熱を持って言葉で伝えなければ、あなたのスタッフは行動を起こすことはありません。

「上司がそう言ったから、目標設定をしています」

なんて他人事《ひとごと》のように言っていたら、スタッフは積極的に行動を起こすはずがありません。

このようなことをあなたが言ったとたん、スタッフはどのように感じるかというと「このリーダーは、やる気のないリーダーだ。この人のいうことは適当に聞いておこう」と思うでしょう。

もし、上位の目標に疑問を感じたらぜひその疑問について自分が納得できるまでとことん話し合ってください。自分の納得していない目標について、思いをもって目標設定することは不可能です。

6

【実践・目標設定の進め方4】

目標っていくつぐらいが妥当なのか？

◎5つ前後に絞って集中しておこなうという方法もある

目標設定についての考え方は、理解できたでしょうか。

しかし、上司からは目標設定するようにという指示があるだけで、いったいいくつ目標を設定するのが妥当なのかどうかということに疑問を感じたことはありませんか？

実は決まったものはありませんが、通常は5つ前後と私たちが研修するときは伝えています。決まりのようなものはありませんが、目標が10個もあるとそれに対して具体的な行動計画を立てることになります。

それぞれの目標の重要性や優先性などを考えると、たとえば1年で努力すればできることがおのずとわかるのではないでしょうか。一度、目標設定された内容の見直しをする必要があると思われます。

余談ですが、先日聞いた話ですが人間の脳の前頭葉は、行動できることを4つまでは覚えられるがそれ以上になるとどれかを忘れてしまうという仕組みになっているとのことでした。

7

【実践・目標設定の進め方5】

具体的なリーダーの活動とは何か

◎目標を設定→スタッフに伝え→目標を達成する行動計画を立ててもらう

リーダーの活動サイクルは、目標設定をおこない、その目標を達成するようスタッフがおこなってほしい行動計画の案を作成し、目標をスタッフに伝えます。

その際、目標達成するために、具体的行動計画を立てることを依頼します。

もちろん、初めて行動計画を立てるスタッフもいますので、自分が作成した行動計画の案をスタッフ間で検討してもらい、自分達が目標を達成するために行動する内容を決定してもらいます。

つまり、目標達成がゴールですので、あなたが考えた行動計画を実行させる必要はありません。スタッフが自ら考えて行動計画が作成できれば、その内容を見てあなたは承認をしてください。

承認の際は、あくまでも目標達成ができる計画であることは言うまでもありません。

リーダーの活動サイクル

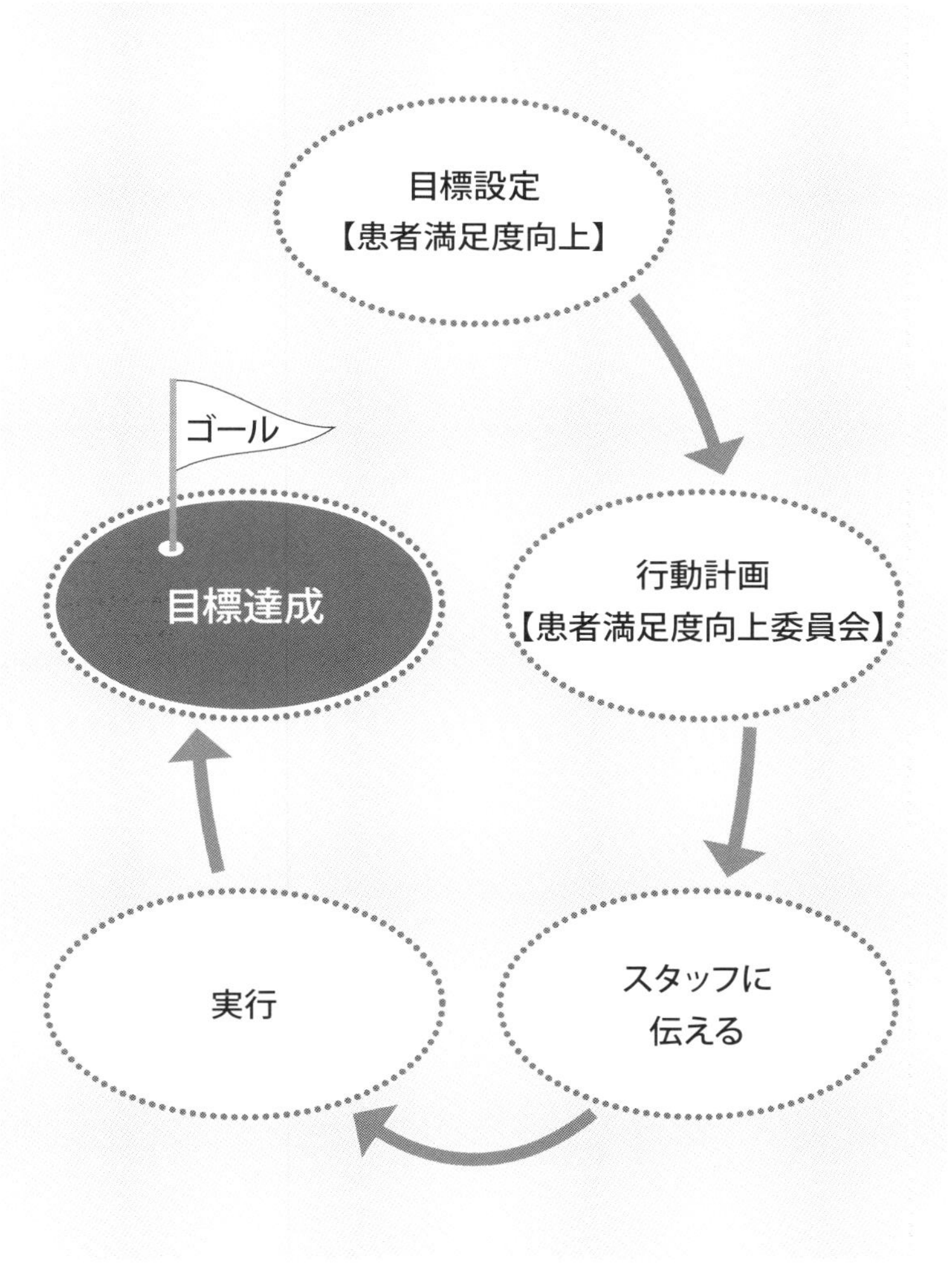

第7章

リーダーに必要な判断力の磨き方【ケーススタディ】

1 リーダーになるために必要な5つのこと

◎リーダーはいつも業務に取り組む姿勢を見られている

初めて管理者になった、初めてリーダーになった人はきっと不安を感じて戸惑っていることでしょう。

何をどのようにすればよいのか、右も左もわからない状態かもしれません。

管理者とリーダーは名前も組織の中でも処遇が若干違っているかもしれません。しかし、組織のことを考え、患者さんのことを考え、スタッフのことを考えているという点は管理者でもリーダーでも共通しているものがあります。

よいリーダーになるためには、次のような心構えが必要です。

今まで、自分がこんなリーダーや管理者はいやだと思ったことがあるはずです。

そんなリーダーにならないために、次のようなことを心がけてください。

リーダーに必要な5つのこと

1. 自分に与えられた業務に真剣に取り組んでいる
2. スタッフや患者さんの気持ちになって考えることができる
3. 自分のわからないことを他の人に聞くことができる素直な気持ちがある
4. 自分の言葉で伝えることができる能力がある
5. スタッフを巻き込んで考えて行動を導き出す姿勢がある

2 リーダーの役割

◎個人の目標達成と組織の目標達成のための行動という大きく2つある

リーダーは、自分自身の担当業務についての個人の目標達成に加えて、係・課が組織として実現していくべき目標達成のために必要な役割があります。

主な役割だけでも次のようなものがあります。

1. 仕事の進捗管理
2. メンバーの管理と指導育成
3. 上長への報告
4. 上司の補佐
5. 関連部署との調整
6. 担当部署の業務の問題点を把握し業務改善をおこなう
7. 担当業務の遂行
8. 職場の方針の設定と浸透

リーダーの役割

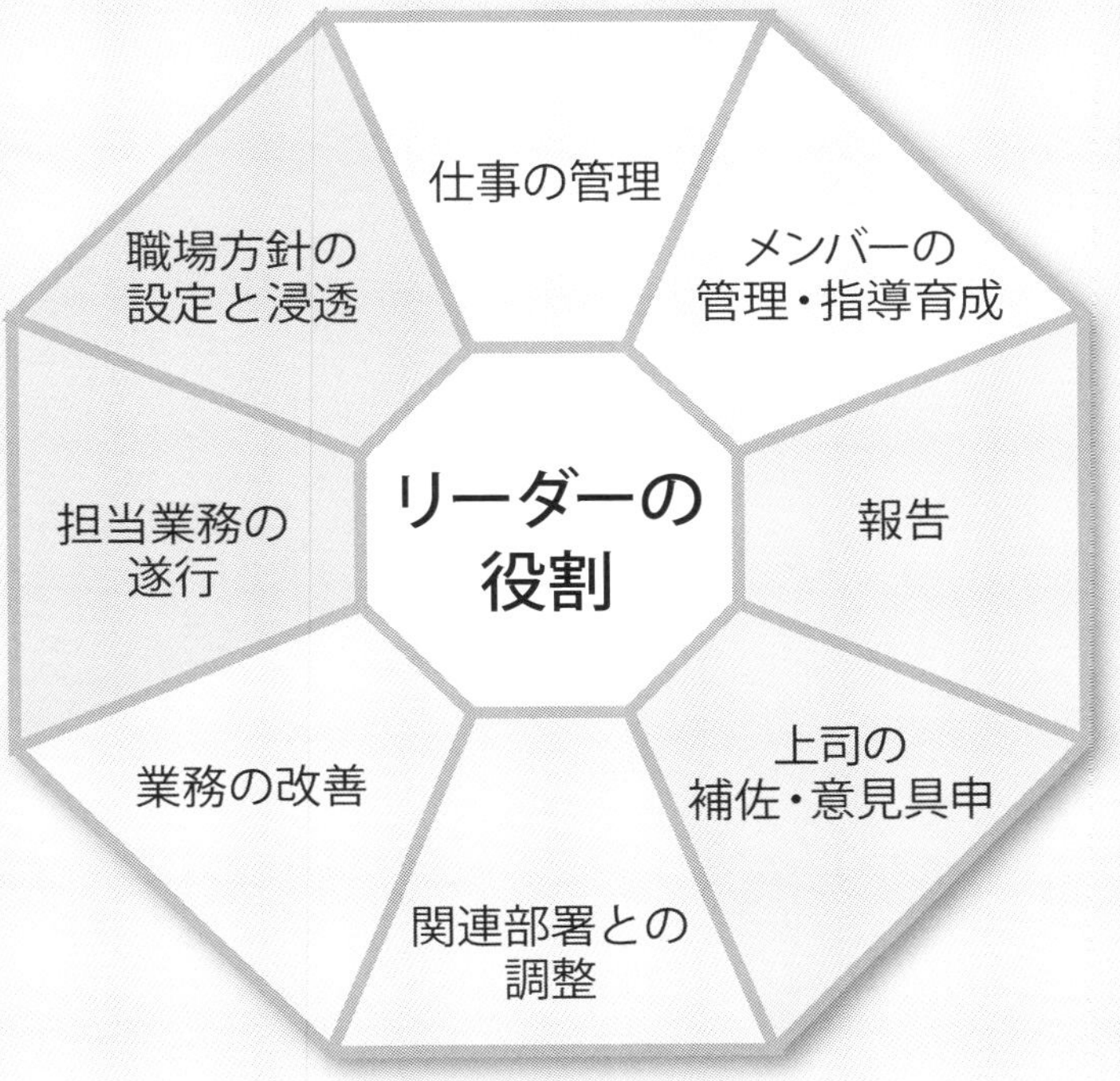
リーダーの役割
仕事の管理
メンバーの管理・指導育成
報告
上司の補佐・意見具申
関連部署との調整
業務の改善
担当業務の遂行
職場方針の設定と浸透

3 リーダーの判断で役立てたい7つのポイント

◎場面場面の適切な判断に役立てたい7つの基準

リーダーの仕事は日々判断をすることです。その判断をするためには、基本的な原則に基づいて判断をする必要があります。リーダーは、事柄の緊急度や重要度を検討し、それぞれの場面で適切な判断が求められます。その際、次の7つが検討されることが大切です。

1. 組織の方針・使命から逸脱しない判断
2. 事実に基づく判断
3. 個人を尊重する
4. 優先順位で判断する
5. コンプライアンスに基づいた判断。コンプライアンスの重要性は、法令遵守だけに留まらず、社内規程・マニュアル・企業倫理・社会貢献の遵守、さらに企業リスクを回避・運用するための判断
6. 仕事の目的・目標から逸脱しない判断
7. 時間・納期に配慮した判断

判断を誤らないためのポイント

組織方針
事実主義
個人尊重
優先順位
コンプライアンス
規則主義
時間
判断

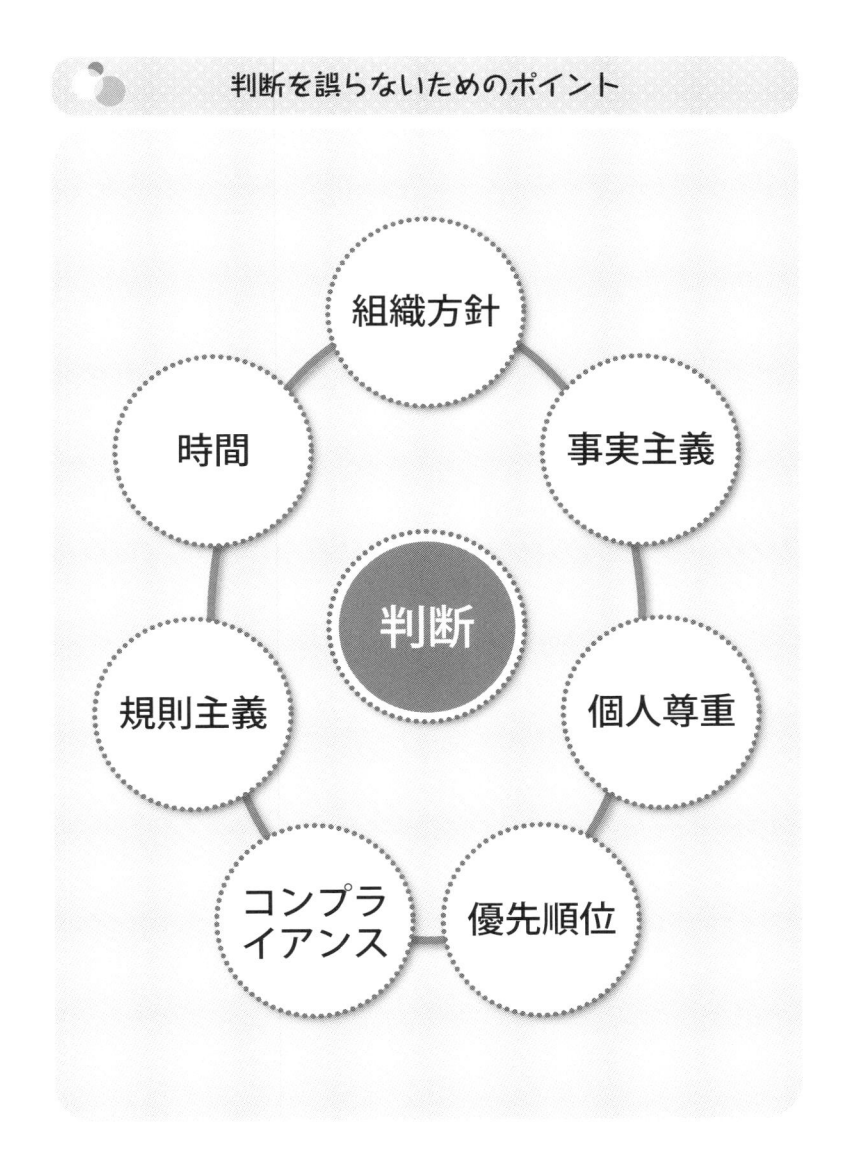

4 【事例1】組織の方針・使命から判断

◎リーダーがどう判断したらいいかをケーススタディで解説

事例1から7までは、あるリーダーの行動です。事例のあとに、その対応法が正しかったかどうかを「○」、「×」で判定し、その理由について、解説を加えました。判断の参考にしていただけたらと思います。

ここでは組織の方針・使命から判断してみましょう。
皆さんはどのように判断しますか。

【事例】

①カンファレンスで、自立支援のために患者さん自身で清拭をすることになりました。患者にその旨を伝えたが、「いやだ」と強く言うので報告せずに清拭をおこなった。
②病院の方針に従わないメンバーが数人で、病院の方針について話し合った。
③病院の方針に反対するメンバーを説得する時に、リーダーは

「私もおかしいと思うけれど、上が言うから……」
と説得した。

【対応法と解説】

この3事例の判断ポイントは、組織の方針を納得して行動に移せているかどうかがポイントです。

組織で方針を決定したにもかかわらず、方針どおり行動できていないという事態になっていないかどうかが重要です。

① × カンファレンス時に決定されたことが実行できていません。患者さんが拒否をしているので方針どおりに実行できない場合には、上司に報告して指示を仰ぐか、今回のようにいったん看護師が清拭はおこなうが、必ずそのことを上司への報告が必要です。その後、対応を上司と相談しながら方法を考えます。

② ○

③ × リーダーが納得していないことを部下にさせることはできません。もし、方針に不明な点があるのであれば部下に指示する前に上司に確認します。

5 【事例2】事実主義に基づいた判断

◎問題が起こったら関係者にヒアリング

このケースでは、事実主義に基づいた判断をしましょう。

【事例】

①待ち時間が長い患者さんから、
「何時ごろになるか？」

と聞かれたが、

「急患の方がいらっしゃるので」

と適当に回答した。

②マニュアルどおりに業務を実行しない看護師に注意すると、「当院のマニュアルは現実と合っていない。みんなもそのように言っている」と言ったので、「そうだね」と認めた。

③患者さんからある看護師についてクレームがあった。そこで、当該看護師、関係者、当該患者から話を聴いた。

［対応法と解説］

① ×　急患かもしれないと憶測で回答せず、必ず状況を確認します。

② ×　本当にマニュアルの手順が現実と合っているかどうかが確認されていません。

③ ○　何か問題が起こった場合、当該の看護師だけでなく関係者にヒアリングをします。関係者全員からヒアリングすることで様々な状況を確認し、問題を解決するためのヒントを見つけることができます。

6 【事例3】個人を尊重する視点で判断

◎自信のないスタッフへの対応法

個人を尊重する視点で判断しましょう。

【事例】

①新人看護師が業務について提案してきた。明らかに間違っていたので「そんなのだめよ」と即答した。

②何度か業務を説明したが、自信がなさそうだったので、本人がその業務をしているのを後ろから見ていた。

③いつも日報を提出するのが遅い看護師がいるので、カンファレンスの時に、「○○さん、どうして日報を出さないの？」と名指しで注意した。

←

［対応法と解説］

① ×　新人看護師が提案してくるには、とても勇気がいることです。まずは、提案してきたそのことを褒めましょう。新人だからこそ気がつくこともあります。内容が間違っているとしても、なぜそのような間違いをしたのかを確認する必要があります。

② ○　自信のない態度で業務につかせることは、非常に危険です。たいへんかもしれませんが、まずは一緒に業務をおこなうことでその新人がどこでうまく業務ができていないのかを確認することができます。

③ ×　叱るときは、人前ではなくどこか違う場所で実施します。人前で叱られると本人のプライドも傷つきますし、個人を尊重している態度ではありません。

7

【事例4】優先順位の視点から判断

◎何をいちばん優先しなければならないかを考える

優先順位の視点から判断しましょう。

【事例】

①仕事はやりやすいものから順番にしている。

②上司から新たな仕事を頼まれた。急ぎの仕事を複数抱えていたが、上司が急いでいるようなので、引き受けた。

③緊急の仕事が入ったので、A部長から指示を受けた事柄を実施せずに、緊急の仕事にとりかかった。その際、急だったのでA部長には言わなかった。

←

［対応法と解説］

① × やりやすい仕事から取りかかっていては、優先して仕事を処理しなければならな

いものが残ってしまいます。何がいちばん優先しなければならないかを考えます。

② × 上司から仕事を依頼された場合、断ることができない現状は理解できます。しかし、その仕事を受けたことで今抱えている急ぎの仕事もできない状況になります。この場合、上司の仕事を引き受けることを前提に現状の状況も上司に伝えましょう。上司は、現在の抱えている仕事を優先させるのか、それとも依頼しようとした仕事を他の人に依頼するのかを考え、もし、依頼した仕事を優先させる場合には、現在抱えている仕事の調整のために動いてくれると思います。

③ × 緊急で業務をおこなうことも実際の場面ではあります。その場合には、緊急の業務をおこなったことで依頼された仕事が期限までにできないことをすぐにA部長に報告することが必要です。

8

【事例5】コンプライアンスの視点から判断

◎患者さんからのお願いだとしてもできないことはできないという態度で

コンプライアンスの視点から判断しましょう。

【事例】

①トラブルやアクシデントが続き、いつもより忙しく、一部看護師に残業が続いていた。本人に「大丈夫？」と聞くと「大丈夫です」と言ったので、引き続き残業を続けてもらった。

②受付から「遠方からの親類が来て入院確認をされているのですが、教えていいですか？」と困った声で内線があった。その患者からは同居の家族にしか知らせないでと言われていたが、遠くからわざわざ来たと、電話の向こうでどなっていたので、患者さんに伝えて指示を仰いだ。

③診断書を自分の都合のいいように書き換えてほしいと言う患者の要求に対して、「わかりました。主治医に頼んでみます」と主治医に言いに行った。

【対応法と解説】

① × 現実には看護現場の多忙さから考えると残業をお願いしたいところです。しかし本人が大丈夫と言ったとしても、本人の健康管理の面からは不適切な判断です。

② × 大きな声でどなっているからと言って、患者さんに確認をとるのはルール違反です。ただし、遠方からの親戚の来院となると心情としては面会させてもいいのではないか、という気持ちが働くこともわかります。面会者の制限については、病院それぞれの対応がありますが、あの人は面会可能、でもあの人は面会不可と細かい要望を聞くことが運用上本当に可能かどうかは、検討する必要があります。すべての要望をかなえることは、不可能です。どこまで実施するのかを組織として決定し、ルール化します。その上で、患者さんにとって不都合なことがある場合には、事前に説明をしておきましょう。

③ × 診断書を患者さんの言うとおりに書き換えることはできません。毅然とした態度で断りましょう。

9【事例6】仕事の目的・目標から逸脱しない判断

◎現行マニュアルに現実とのギャップがあればただちに修正する

仕事の目的・目標から逸脱しない判断をしましょう。

【事例】

①マニュアルには一度に一人となっていたが、人手不足だったのでストレッチャーの患者さんを二名一緒に移動させた。

②当院のマニュアルは実際の業務とのかい離がある、という指摘を受けた。調査をして、変更に必要性があるかどうかを検討するが、当面はマニュアル通り業務を実施するように指示をした。

③患者さんからクレームを受けたが、自分で処理したのでクレーム報告書には記入しなかった。

←

【対応法と解説】

①×　患者さんのストレッチャーでの移動は、患者さんの移動を安全におこなうことが目的です。

②○　マニュアルは、変更してはいけないものではありませんが、変更する場合には、スタッフに十分に周知して実行しないと業務が混乱してしまいます。しかし、業務からかい離していると指摘があったならば至急に調査し、変更が必要な場合は何時からと日時を決定しておきましょう。

③×　患者さんのクレームは、解決した場合も報告書は作成します。同じようなクレームが他の現場でも起こっている可能性があります。解決に至った経緯を報告書を元に他のスタッフが情報共有することで、同じようなクレームが起こらないように事前にそのことを改善し防止することができます。

10

【事例7】時間・納期に配慮した判断

◎部下への仕事の依頼は経過報告をさせて納期に余裕を持つ

時間・納期に配慮した判断をしましょう。

【事例】

①簡単な仕事を部下に頼んだ。すぐにできるだろうと考えて納期を指定しなかった。

②上司からは、1週間でするようにという指示があったが、緊急事態もあるので、10日間くださいと、その場で猶予期間をもらった。そして、部下には、1週間でするようにとその仕事を依頼した。

③急変や前の業務が長引くことがあるので、会議の開始時間が遅くなった場合は、終了時間を遅くしてもよい。

←

【対応法と解説】

①　×　仕事の依頼は、必ず期限を指定してください。簡単な仕事ほど依頼された側はすぐにできるから後回しにする可能性があります。また、あなたが簡単な仕事だと思っていても、依頼された部下にとっては簡単な仕事ではない可能性があります。期限を設定しておけば、事前に依頼された部下は、期限までにできそうにない場合相談がしやすくなります。

②　○　部下へ仕事を依頼する場合に、提出期限をどのくらいに設定するかは悩むところです。部下から提出される提出物の内容によっては訂正依頼をしなければならない状況になる可能性があります。何日あればよいのか正解はありませんが、部下の状況と自分の仕事の状況を見極めて期限を決定してください。また、依頼した仕事の状況は期限になったから確認するのではなく、期限の途中で経過報告をしてもらうよう指示しましょう。

③　×　時間を守るということは、社会人としては当たり前にもっておいてほしい行動の一つです。病院の特性上急変ということはあります。しかし、会議に出席している全員が急変に関わっているわけではありません。もし、自分が会議の主催者でどうしても緊急の場合があるということも想定して、フォローしてくれる人材をやりくりすることもリーダーの役割です。

第8章

リーダーに必要な力の磨き方【ケーススタディ】

1 コンプライアンス力

◎「夜勤シフトのバランス」「面会者のルール」について

今日も部下の主任から日々様々な相談を受けます。あなたが花井師長だったらどのように判断するのかを考えてください。

事例 夜勤シフトのバランスがおかしい

主任から来月のシフトが、提出されました。

夕方、シフト内容を確認すると、ある看護師の夜勤の回数のバランスがおかしいことが判明しました。

翌日、主任に事情を確認すると、夜勤回数の多い看護師から「2か月後に長期の有給休暇をとりたいという希望があるため、みんなに悪いので夜勤をしたいという希望があったので夜勤回数を増やした」という回答があった。

←

あなたならどのような判断をしますか。考えてみましょう。

解説&アドバイス

看護の現場では、業務が多様化しいつも多忙でいつでも一人でも多く勤務についてほしいと思っている現状があります。

花井師長にシフトを提出した主任も、恐らくそのような現状に本人が夜勤の増加を希望していたので、作成したと思われます。

判断のポイントは、スタッフへの健康に対する労務管理の観点から考えて主任に指導をすることが必要です。

スタッフにも様々な理由がありますが、本人がいくら他のスタッフに悪いからと思ったとしてもやはり主任の作成したシフトで勤務させるわけにはいきません。

そこで主任には、この本人から希望があったとしても健康面に配慮し、夜勤の希望の申し出とスタッフへの配慮の気持ちには感謝していることを伝え、夜勤シフトについては通常どおりの勤務でシフトに入るよう指導します。

部下を管理するのは、師長の役割の一つです。管理者は、経営資源である人、モノ、金、情報を有効に活用することを考えて判断する必要があります。

今回は、人事労務管理の観点から考えると夜勤については、一人が1か月に実施できる回数や時間が決まっています。

人事労務管理は、職場の環境整備やスタッフの健康管理の安全衛生管理、スタッフの配属、採用などです。

事例 面会者に対するルールが徹底されていない

先日、患者サービス委員会に出席した花井師長は委員会の委員長から病棟での面会者に対する対応ができていないのではないかとの指摘を受けた。

その理由は、患者サービス委員会に「病棟に時々不審な行動をする人を見かけるので対応してほしい」と患者と家族からの投書がここ2か月の間に何件か入っているようなのですぐに対応するよう依頼があった。

面会の対応については、面会者に対する規定が定められており病棟内に入るにはナースステーションで面会の届け出をしてもらい、外部からの訪問者であることがわかるようにカードを首からかけるようになっています。

このルールの運用については、病棟の東田主任が担当責任者です。花井師長は、東田主任にどのように指導したらよいでしょうか。

←

解説&アドバイス

花井師長がまず考えなければならないのは、ルールが守られているかどうか病棟のナースステーションで面会者の対応について観察し現状を確認します。

守られていない場面があれば、まずはすぐにルールどおり面会者に対して対応します。その後、東田主任にそのことを伝え、どうしたらルールどおり運用できるかを他の主任と一緒に考えるよう指示します。

その際、もしルールどおり運用されなかった場合のリスクについても伝える必要があります。この時、管理者として危機を事前に予測する力が必要です。

東田主任にその指示をした結果について、期限までに報告をさせます。そして、実施できているかどうかを確認します。

2 共感基礎力

◎「患者対応マナー」について

事例

患者対応マナー強化月間ですべきこと

病棟の北本主任から、病棟スタッフの患者応対マナーの強化期間に入るので、師長からカンファレンス時に患者応対の重要性を話してほしいと依頼されました。どのような点にポイントを置いてスタッフに重要性を伝えますか。

解説＆アドバイス

接遇マナーについては、どの病院でも改善に取り組んでいますが、なかなか改善の結果が出ていないのが現状です。

「少しくらい守らなくても大丈夫」だと思っているスタッフも少なからずいると思われます。

マナーは守らなくても罰則はありませんが、マナーを守らない職場環境になっているとするとその組織の文化度が低いと考えられます。

マナーの重要性を伝えるポイントは、社会人としての職場における人間関係の基本は「思いやり」です。

社会性を要求される職場では、

「人と仲良くする」

「人を尊重する」

「人に親切にする」

といったことを具体的に行動に表すことが重要です。

たとえば、身だしなみの一つである「白衣」は、看護師の専門職を表現するためのアイテムの一つであること。そういったことを意識して、身だしなみが整えられているかどうか意識づけをします。

3 計画組織力

◎スタッフと一緒に病棟計画を建てる際に重要なこととは

事例　現場は忙しいから師長が計画を立てて欲しい

花井師長は、看護部長から今年度の病棟目標を立てて欲しいと指示を受けました。目標設定は、病棟全体に関わるため、部下の主任たちと協力して立てたいと思っています。そのため、主任会議時に相談をかけました。

しかし、主任たちからは現場の業務が忙しいため、できれば師長に一任したいとの要望があがってしまいました。

花井師長は、どのような行動をとればよいでしょうか。

解説&アドバイス

目標設定の目的は、病院の理念を実現化するために設定するものです。

花井師長の主任たちには、もう一度理念について自分の言葉で語る必要があります。

日常の業務が多忙であることについて、主任たちをねぎらうことはもちろんですが、その業務は何のためにおこなっているのか、主任たちに期待していることはなんなのかを伝えます。

まずは、「なぜ目標設定に協力してほしいのか」を伝えます。

そこでは、看護部は、病院組織から何を期待されており、そのことを実現させるために目標を設定し、その目標を達成するためにどのような施策を考え行動するかを一緒に考えたいと伝えます。

花井師長が忘れてならないのは、目標を達成するための行動計画つまり施策は、現場のスタッフが自ら考えたものでないと行動にはつながらない、ということです。

上司から押し付けられたものは、押し付けられたと思い、やりたくないという心理が働きます。

根気よく主任たちに対して、伝える場をもって一緒に考えてください。


ここで目標管理に生かせるコーチングの方法を記載します。

①自分の判断基準を伝える

上司としての自分の仕事を遂行する上での判断基準を、普段からできるだけ多くの人にオープンにしておくことが大切です。

上司として、

「本当はどうしたいのか？」

「どうして欲しいのか？」

を伝えることにより、部下は安心して仕事に取り組めるようになります。

反対に判断基準がいつもぶれていれば、部下は安心して仕事ができなくなります。

そのためには、何か気になったことはどのような些細なことでも「私はこうして欲しい」と、明確にその場で伝えるようにします。

②自分の抱えている問題を伝える

問題に直面したときは、自分のメンツにこだわらず、自分の置かれている状況を率直に部下に説明するようにします。

問題をオープンにし、部下の意見を聞き、協力を依頼することは、部下に「自分は頼りにされている」という参加意識を持たせることになり、部下の自覚と能力を引き出すことができます。

また問題をオープンにすることにより、あなた自身のストレスも軽減するはずです。

③自分の期待度を伝える

スタッフを指導する際は、スタッフそれぞれに対して自分の期待度を明確にしておくことが大切です。

「スタッフの行動が自分の期待とどのように違っているのか」
「今後どうして欲しいのか」

を明確に、かつ冷静に伝えなければなりません。

一朝一夕に管理手法を変えることはできません。それでも、まずできることからスタートすべきでしょう。

誰でもすぐにできることは、スタッフ一人ひとりの課題と期待度を明確にして、周知させることです。

課題を明確にすることによって、目標の設定が可能になり、行動計画を立てさせることができます。それに従って部下を指導すれば大きな狂いはないはずです。

4 ホスピタリティ力

◎「ベッド周りの清掃」について

事例

病室がほこりっぽい

花井師長は、患者の家族から病室が少しほこりっぽい感じがするので、ベッド周りの掃除ができていないのではないかと相談されました。

その家族は自分たちが掃除をすることも考えたが、他の患者さんもいるので相談にきたと言うことでした。

主任に掃除の指示をすると、「ベッド周りは清掃業者の範疇なのですが……」と言われました。

あなたならどのような対応をしますか。

解説&アドバイス

医療や看護のサービスの質は、目にすることはできません。

しかし、患者の視点から考えている主任であればこのような発言をすることはないでしょう。

特に清潔でなければならない環境づくりをするのは、看護師の仕事の一つです。

患者さんやそのご家族を、いつもきれいなところでお迎えすることが習慣になっている病院は、心から患者さんのことを思いやることにもつながります。

5 指導力

◎看護師長の重要な仕事の一つは、部下を育てること

職場におけるスタッフの高いモチベーションを維持させ、業務の質を向上させることは重要な師長としての役割です。主任になってまだ半年に満たない南主任に新人看護師の育成指導のリーダーを依頼しました。どうやら南主任は、他のスタッフが忙しいことを知っているため、一人で新人看護師の育成計画を立てていることがわかりました。花井師長は、南主任に対してどのような行動をとればよいでしょうか。

事例 スタッフへ遠慮してなかなか仕事を依頼できない主任…

南主任のように初めて主任になったばかりの頃は、どうしてもスタッフへ協力を求めることに遠慮してしまって、なかなか仕事を依頼することができません。
そこで、花井師長は業務終了時に南主任の話を聞くことにしました。
責任感の強い南主任は、自分が主任になって他の主任のように早く独り立ちしたいとあせっていることがわかりました。南主任にあせらなくともいいことと、南主任に将来どの

ようになってほしいのか、スタッフへの協力依頼がなぜ重要なのかを話しました。

翌日、南主任は朝の申し送り時に新人看護師の育成について会議をもちたいとスタッフに協力依頼をしました。

南主任のこの行動は前日、花井師長と話している中で自分がどのように期待されているかを理解した結果です。

解説&アドバイス

育成がおこなわれている部下に対して何のために育成がおこなわれているのか、どのような期待をしているのかを伝える必要があります。

部下育成に必要な師長としての指導力は、部下にどのようなスキルや能力を身につけて欲しいのかについて、明確な人物像を持ち、そのことを伝え、部下が乗り越えようとする様々なことに対して手助けをすることです。

実は、上司の期待によって部下の業務効率が向上するというピグマリオン効果という法則があります。ピグマリオン効果は、1964年にアメリカの教育心理学者ロバート・ローゼンタールがおこなった実験で実証されました。

ロバート・ローゼンタールは、教師の熱心な期待が生徒にどのような効果をもたらすか、という実験を実施しました。

ある小学校で「ハーバード式突発性学習能力予測テスト」と名付けたごく一般的な知能テストを実施しました。学級担任には「今後の成績の向上を予測できる特殊なテストである」と伝え、テストを受けた生徒の中からランダムに抽出し、学級担任に「ランダムに抽出したこの生徒は成績が伸びる」と伝えました。

結果は、選ばれた生徒とその他の生徒の成績の伸びを比較したところ、選ばれた生徒のほうがより高い伸び率を示したという実験でした。これは、「担任が抽出された生徒たちに期待の眼差しを向け、担任に期待されていることを意識した生徒の成績が伸びた」ということを示しています。

人の成長は周囲の評価や扱い方に影響を受けるとし、「周囲がプラスの印象を抱くと、実際にプラスの方向へと結果が現れる」という結果が出ました。この実験によって「人は周囲から期待をされると、期待をされない場合よりもより成果を出す」という結論が導かれました。

6 コミュニケーション力

◎部下のモチベーションを高く持ってもらう手法を使おう

次のようなケースでは、どのようなことに気をつけて話をしたらいいのでしょうか。

事例

初めての仕事を任された部下の心理とは…

花井師長が、南主任に業務終了後、部下の仕事の依頼の仕方について話をしています。

南主任はどんな気持ちで話を聞いているのでしょうか？　初めて何かの業務や役割を依頼される部下は、不安な気持ちでその依頼を聞いていることが予想されます。

「私は、業務処理が早くできないのでみんなに迷惑をかけるから」

とか、あるいは、

「私は、あまり経験がないのでうまく処理できないかもしれない」

といったようなネガティブな話になる可能性があります。

解説＆アドバイス

部下の話に耳を傾け共感することは大切です。しかし、ネガティブな話のところばかりを聞くだけでは、物事は先には進みません。部下のモチベーションを高くもってもらうために、ポジティブ・リフレーミングという方法があります。

「リフレーミング」とは、「フレーム」つまり、認知の「枠組み」を変えるという意味です。私たちは、いろんな現象やものを、そのまま見ているわけではありません。どんな出来事も、何らかの意味づけをして見ています。どんな現象やものにも、考えればポジティブな側面があります。そのポジティブな側面に照明を当てるのです。

たとえば、「私は、業務処理が早くできないのでみんなに迷惑をかけるから」と部下が話したとしましょう。その時、師長であるあなたは、

「そう、南さんは業務が早くできないのでみんなに迷惑をかけると思っているのね。私は、南さんは業務内容のことを深く考えて正確に処理していてくれているといつも思っているのよ。南さんが思っているほど処理が遅くなっているとは、感じていないのよ」

とポジティブな言い方をするだけで、南主任が感じている見方とは違っていることを伝えることができるのです。

《参考文献》

◎『人材育成の教科書』（中尾ゆうすけ著／こう書房刊）
◎『看護コーチング』（野津浩嗣著／日総研出版刊）
◎『ナースマネジャーのためのコーチング』（坂井慶子著／メヂカルフレンド社刊）
◎『ナースのための交流分析の実際』（尾岸恵三子著／医学書院刊）
◎『ナビトレ教え方UP！だれも教えてくれなかった！新人・後輩ナースを教える技術50』（濱川博招・島川久美子共著／メディカ出版刊）
◎『面白いほどよくわかる！　NLPの本』（梅本和比己著／西東社刊）
◎『知っているようで知らない「法則」のトリセツ』（水野俊哉著／徳間書店刊）
◎『できる看護主任・リーダーのコーチング術』（濱川博招・島川久美子共著／ぱる出版刊）
◎『そうか、君は課長になったのか。』（佐々木常夫著／WAVE出版刊）
◎『究極の判断力を身につける　インバスケット思考』（鳥原隆志著／WAVE出版刊）

濱川博招（はまかわ・ひろあき）

1954年生まれ。関西大学法学部卒業。経営コンサルティング会社ウィ・キャン代表。顧客満足度向上のスペシャリスト、クレーム対応のスペシャリストとして、医療機関、介護施設、起業、サービス業などで実績を上げ、その実践的なコンサルティングは全国で高い評価を得ている。現在、コンサルティング業務をおこなうとともに、顧客満足、クレーム対応、人材教育等の講演・研修・執筆を積極的におこなっている。現在、ウィ・キャンでは、医療福祉機関の職員向けの研修を定期的に開催している。
主な著書に『病院のクレーム対応の基本』『できる看護主任・リーダーのコーチング術』『毎日が輝くナースのマナー』（以上ぱる出版刊／共著者・島川久美子）、『ナビトレ教え方UP力! だれも教えてくれなかった! 新人・後輩ナースを教える技術』（メディカ出版刊／共著者・島川久美子）がある。

島川久美子（しまかわ・くみこ）

立教大学大学院卒業後、MBAを取得。株式会社ウィ・キャン取締役。医療機関や介護施設での患者応対・利用者応対に関するコンサルティングから、経営改善、企業および医療機関・介護施設での人材育成のスペシャリストとして実践的な企画、研修を精力的におこなっている。上記、掲載の濱川博招との共著のほか、『医療と企業経営』（共著、学文社）がある。

【執筆協力】
味岡律子（あじおか・りつこ）

組織強化プロデューサー
1989年よりIT業界にて人材育成コンサルティング業務に従事。
その後、会計・財務ソフトウェアメーカーにおいて人事能力開発部門をマネジメント。
2006年独立。企業人のキャリアビジョンに特化した組織強化プロデューサーとして活動する傍ら医療従事者の育成にも注力。

〈連絡先〉
株式会社ウィ・キャン
東京都築地2-10-6　Daiwa築地駅前ビル9階
URL　http://www.wcan.co.jp/
メールアドレス　info@wcan.co.jp

看護師長《かんごしちょう》のリーダーシップ

2013年9月24日　初版発行

共　著　濱川博招《はまかわひろあき》・島川久美子《しまかわくみこ》
発行者　常　塚　嘉　明
発行所　株式会社　ぱ る 出 版

〒160-0011　東京都新宿区若葉1-9-16
03(3353)2835 ─ 代表　03(3353)2826 ─ FAX
03(3353)3679 ─ 編 集
振替　東京 00100-3-131586
印刷・製本　中央精版印刷(株)

ISBN978-4-8272-0803-0　C3036